痩せる！リバウンドしない！

たんぱく質量
ハンドブック

監修
女子栄養大学教授
上西 一弘

日本文芸社

目 次

contents

たんぱく質を制するものは
ダイエットを制す!

たんぱく質が
ダイエットに絶対必要な
5つの理由

理由 1

体脂肪になりにくく
食欲を抑えてくれる

たんぱく質は糖質や脂質よりも
体脂肪になりにくく、摂取エネ
ルギーの約30％が食事ととも
に消費されます。食欲を抑える
ホルモンの分泌にも関わり、満
腹感を持続させてくれるという
効果も。

理由 2

難しい食事制限なし!
飽きずに続けられる

たんぱく質ダイエットは極端な
食事制限はありません。腹持ち
のいい肉や魚などをしっかり主
菜に据え、エネルギー源の主食、
ビタミンや食物繊維を補う副菜
をバランスよく食べればOK。

理由 3
基礎代謝が上がって
エネルギー消費しやすい体へ

基礎代謝が高い人ほど脂肪を燃焼しやすい痩せ体質に。基礎代謝量と筋肉量は比例するため、筋肉量を増やすのに不可欠なたんぱく質の摂取はマスト。あとは簡単な運動をプラスするだけ。

理由 4
リバウンドとは無縁の
一生ものの痩せ体質に

リバウンドの原因は、栄養不足により脂肪を蓄えやすい体質になっているため。日頃からたんぱく質を意識した栄養バランスのいい食事が摂れていれば、たまの食べ過ぎもリカバリーが可能。

理由 5
ポジティブな気持ちで
健康的にダイエットできる

ダイエットを根気よく続けるためにもメンタルバランスは重要。脳や心に深く関わる「神経伝達物質」も実はたんぱく質でできており、心身のバランスを保ってくれる栄養素なのです。

そもそも たんぱく質って なにもの?

☑ **生きるために絶対欠かせない**
人体のほぼすべての機能に関わる最重要栄養素

炭水化物、脂質と並ぶ三大栄養素のひとつがたんぱく質。筋肉をつくるイメージが強いですが、実は、毛髪、肌、ホルモンなど人体のほぼすべての成分に関わり生命の維持をしてくれる最重要栄養素。人体はたんぱく質というパーツでできているといっても過言ではありません。

☑ **たんぱく質は一度アミノ酸に分解され**
体内で再びつくられる

口から摂取したたんぱく質が、そのまま使われるわけではありません。まず胃で大まかに分解され、十二指腸で細かく分解されます。さらに小腸でアミノ酸に分解、吸収された後、肝臓を経由して全身へと送られます。各細胞に送られたアミノ酸を使って、新しいたんぱく質がつくられるのです。

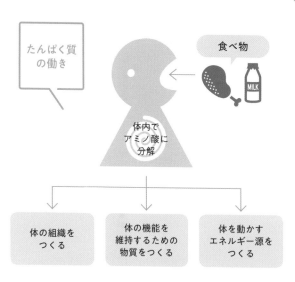

たんぱく質
の働き

食べ物

体内で
アミノ酸に
分解

体の組織を
つくる

体の機能を
維持するための
物質をつくる

体を動かす
エネルギー源を
つくる

人体をつくる主なたんぱく質

部位など	たんぱく質	役割
脳	セロトニン	気持ちを落ち着かせる
目	クリスタリン	焦点を合わせるレンズ
口腔	リゾチーム	体に有害な細菌を溶かす
舌	受容体たんぱく質	味の物質を情報に変える
肺	炭酸脱水酵素	酸素と二酸化炭素の交換を促す
胃	ペプシン	たんぱく質を分解する
十二指腸	トリプシン	たんぱく質を分解する
すい臓	インスリン	血糖値を下げる
肝臓	アルコール分解酵素	アルコールを分解する
爪・髪	ケラチン	構造を支える
肌	コラーゲン	肌のハリを生み出す
筋肉	アクチン	筋肉を構成して運動を支える
血液	ヘモグロビン	酸素を全身に運ぶ
免疫	抗体	体に侵入した異物と戦う

必須アミノ酸と非必須アミノ酸

☑ 体内でつくれるアミノ酸とつくれないアミノ酸

人体をつくるたんぱく質は5〜10万種類あるといわれていますが、構成単位となるアミノ酸はこのなかのたったの20種類。この20種類は、体内でつくることのできない9種類の必須アミノ酸と、体内でつくることができる11種類の非必須アミノ酸に分類されます。

☑ アミノ酸の不足は病気や不調のもと毎日きちんと摂取することが大切

20種類のアミノ酸はひとつでも欠けると体に支障をきたします。カロリー重視のダイエットや食習慣の乱れなどでたんぱく質が不足すると、筋肉量の低下、アレルギー症状、睡眠障害などあらゆる病気や不調を招く原因に。特に必須アミノ酸は食事からの摂取が不可欠。意識して摂取しましょう。

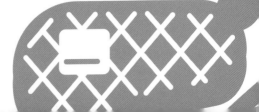

必須アミノ酸

イソロイシン	筋肉のエネルギーと疲労回復に使われる
ロイシン	筋肉を大きくするためのスイッチ的な役割
リジン	酵素の生成を担う。植物性たんぱく質にはあまり含まれない
メチオニン	アレルギーによるかゆみの軽減を担う。不足するとむくみの原因にも
フェニルアラニン	神経伝達物質の原料。過剰摂取すると血圧上昇の原因に
トレオニン	代謝を促進。肝臓に脂肪が蓄積するのを防ぐ
トリプトファン	脳内の神経伝達物質であるセロトニンの原料
バリン	筋肉でエネルギーを生み出す際に使われる
ヒスチジン	神経機能を支える。子どもの体内ではつくれないが、大人になるとつくれるようになる

非必須アミノ酸

アラニン	糖質の代謝に使われ、エネルギー源にもなる
プロリン	コラーゲンを構成し、壊れたコラーゲンを修復する役割も
グリシン	コラーゲンを構成し、睡眠にも関わりがある
セリン	肌の保湿成分の原料。脳の活性化にもつながる
システイン	毛髪などに多く含まれるメラニン色素の生成を抑える
チロシン	心をつくる重要な神経伝達物質の前段階
アスパラギン	エネルギー代謝をサポート。アスパラガスの芽から発見された
グルタミン	筋肉の中に豊富に含まれ、筋肉の合成などに関わる
アルギニン	成長を促し、余分なアンモニアの除去も
アスパラギン酸	エネルギー源として利用されやすい。アスパラガスに多く含まれる
グルタミン酸	うまみ成分のひとつ。過剰摂取は手足のしびれの原因に

「アミノ酸スコア」
を知って完璧な
栄養バランスに

☑ 必須アミノ酸がバランスよく
　含まれているかの指標

アミノ酸スコアとは、食品に含まれる必須アミノ酸の含有量率を数値化し、たんぱく質の質を評価した数値のことで、食品に含まれる必須アミノ酸の量が必要量に対してどれくらいの割合に達しているのかがわかります。たんぱく質を摂っても本当に必要な9種類の必須アミノ酸が不足していては意味がありません。それを見分けるための指標となります。

☑ 理想的な食事を叶えるために
　おぼえておきたいアミノ酸スコア

必要量をすべて満たしている場合は「100」。不足するアミノ酸がある場合は、最も低い数値がアミノ酸スコアに。計算式に当てはめると、食品たんぱく質の第一制限アミノ酸含有量(mg/gN)÷アミノ酸評定パターン当該アミノ酸含量(mg/gN)×100となります。主な食材のアミノ酸スコアは次のページのようになり、大豆を除く植物性食品のアミノ酸スコアは低くなります。

必須アミノ酸をそれぞれ一枚の板で表して
桶に見立てた「桶の理論」

小麦粉

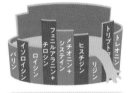

たまご

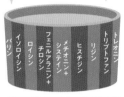

少ないアミノ酸があると
桶の水がこぼれる

理想的なバランス！

主な食べ物のアミノ酸スコア

スコア100の食材は積極的に毎日摂取したいですが、そればかり食べ続けても栄養バランスは崩れます。数値が低い場合は互いに不足しているアミノ酸を補う食材を選ぶことで理想的な食事に近づけることができます。

スコア 100

 牛肉   大豆

 豚肉   豆腐

 鶏肉   チーズ

 魚介類

 たまご   白米
スコア 65
玄米
スコア 68

 食パン
スコア 44

 トマト
スコア 48

 玉ねぎ
スコア 66

 ブロッコリー
スコア 80

 小松菜
スコア 39

動物性たんぱく質と 植物性たんぱく質の 最強活用術

☑ **動物性たんぱく質の摂取は必要 でも過剰摂取はカロリーオーバーの原因**

動物性の食品はアミノ酸スコアが100となる場合が多いため、良質なたんぱく質を摂取することにつながります。ですが摂り過ぎるとエネルギーが過剰に。たんぱく質を分解したアミノ酸で使い切れなかった分は脂肪になりますので、連日の過剰摂取は肥満へとつながってしまいます。

☑ **植物性のなかでも大豆や大豆製品は ダイエットの強い味方**

植物性たんぱく質を含む食品は必須アミノ酸が不足していることが多いですが、食物繊維やビタミン、ミネラルを摂取することができます。特に大豆や大豆製品は必須アミノ酸も豊富に含み、低脂質、低カロリー。脂肪燃焼効果は動物性より高いといわれ、ダイエットの強い味方です。片方のたんぱく質に偏ることなく、組み合わせて摂取しましょう。

動物性たんぱく質

肉類、魚介類、たまご、乳製品など

牛肉(80g)
16.4g

鶏むね肉(80g)
17.0g

豚肉(80g)
14.8g

さけ(1切れ)
17.8g

いわし(2尾)
21.1g

ほたて(80g)
10.8g

牛乳(コップ1杯)
5.9g

プロセスチーズ(30g)
6.8g

植物性たんぱく質

大豆製品、野菜、米、小麦など

大豆(40g)
5.2g

木綿豆腐(1/4丁)
5.0g

納豆(1パック)
8.3g

里いも(100g)
1.5g

ブロッコリー(1/4個)
2.6g

ゆでえだ豆(40g)
4.6g

白米(150g)
3.8g

食パン(1枚)
5.6g

※オレンジ文字は()の分量あたりのおおよそのたんぱく質量です。

リバウンドしてしまったら
「PFCバランス」を見直す

☑ PFCバランスとは
三大栄養素の比率のこと

P（プロテイン）はたんぱく質、F（ファット）は脂質、C（カーボン）は炭水化物を表します。バランスがよいとされる比率は、たんぱく質15%、脂質25%、炭水化物60%。この比率を守りながら摂取カロリーを抑えれば、リバウンドしない理想のダイエットが実現可能。体重を落とすことが目的の辛いダイエットからも解放され、美しく健康的に痩せられます。

☑ もう少し食べたいと思ったら
たんぱく質の豊富な食材を選ぶ

PFCバランスを毎日守り続けることは難しく、ダイエットを挫折する原因になりかねません。ダイエットという観点から考えれば、できるだけ栄養バランスを意識しながらも少々多めに摂取して大丈夫なのがたんぱく質です。総エネルギーの20%程度になら増やしてもOK。ただし早めに結果を得たい場合は、間食と甘い飲み物は控えましょう。

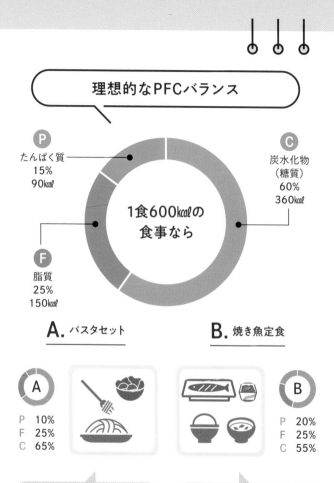

理想的なPFCバランス

1食600kcalの食事なら

P たんぱく質
15%
90kcal

C 炭水化物
（糖質）
60%
360kcal

F 脂質
25%
150kcal

A. パスタセット

A

P 10%
F 25%
C 65%

糖質多め

B. 焼き魚定食

B

P 20%
F 25%
C 55%

たんぱく質多めで◎

AとBのカロリーはほぼ同じですが、たんぱく質多めのBのほうが圧倒的に太りにくいメニューです。ダイエット中ならPFCバランスがとれた食事に加えて、一駅分（15 〜 20分）歩く程度の運動を毎日取り入れると効果がアップします。

極端な食事制限は
肥満へのプロローグ

☑ 栄養の偏りが引き起こす
「新型栄養失調」に注意

栄養失調と聞くと戦時中や戦後の食料事情がよくなかった時代の話と思いがちですが、いまは栄養の偏りによる「新型栄養失調」が深刻な問題となっています。その原因のひとつは極端な食事制限や肥満予防のダイエットなどで、良質なたんぱく質が摂取できる肉類を避ける人が増えていることだと考えられています。

☑ 栄養バランスの崩れは
ダイエットの大敵"空腹感"の原因に

動物性の食品を避けてダイエットする人や単品で食事を済ます人が増えたこともあり、年々たんぱく質の摂取量は減少傾向に。偏った食事でたんぱく質をはじめとする栄養が不足してしまうと、体はそれを補おうと空腹のシグナルを出し続け、かえって肥満の原因になることも。ダイエットしたい人はもちろん、食べ過ぎ防止のためにも栄養バランスは重要なのです。

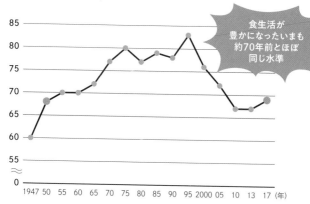

日本人の1日あたりの
平均たんぱく質摂取量の推移(総量)

食生活が
豊かになったいまも
約70年前とほぼ
同じ水準

1947～1993年:国民栄養の現状、1994～2002年:国民栄養調査、
2003年以降:国民健康・栄養調査(厚生省/厚生労働省)を加工

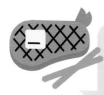

厚生労働省の「日本人の食事摂取基準2020年版」によると、1日に必要なたんぱく質量は、成人男性なら60 ～ 65g、成人女性なら50gが推奨量。一見たんぱく質量が高そうなサーロインステーキでも一人前 (100g) あたり16.7gと、理想的な1日のたんぱく質量の1/3程度。意外と摂取できる量は少なく、カロリーは充分かそれ以上だとしてもたんぱく質が足りず、隠れ栄養失調になる人が多いのです。

たんぱく質も糖質も 不足するとダイエットは 成功しない

☑ 極端な食事制限で痩せると リバウンド体質になる

話題の糖質（炭水化物）制限をすると、個人差はありますが短期間で体重は落ちるかもしれません。ですがダイエットに成功したと勘違いして元の食事に戻した途端に、元に戻るどころか体重が増加してしまう危険性を伴います。その理由はたんぱく質が糖質の代わりにエネルギーとなり、筋肉量が減って基礎代謝が落ちるためです。

☑ 栄養バランスのとれた食事が 痩せやすい体をつくる

痩せるために必要なのは基礎代謝の高い体。極端な食事制限は、必要な栄養が足りず筋肉量が落ち、燃費の悪い体になってしまう可能性も。もし糖質を減らしたいなら、高たんぱくな食事は必須。たんぱく質は脂肪に変わりづらく、血糖値の上昇もゆるやかでエネルギー源にもなります。また満腹中枢を刺激して、食欲を抑制する役割もあるのです。

体重が60kgの人の1日に必要な糖質量

=

体重60kg×体重1kgあたりに必要な糖質量5〜7g

=

300〜420gが必要

糖質は悪と思われがちですが、生命維持に必要な栄養素です。もちろん過剰に摂取し続けると脂肪に変わり、肥満の原因になるのも事実ですので適正量を知っておくことが大切です。

五大栄養素の役割

体を動かすエネルギー源のたんぱく質、炭水化物、脂質を三大栄養素に、体の調子を整えるビタミン、ミネラルを加えたのが五大栄養素。これらの栄養素をバランスよく摂ることが大切です。

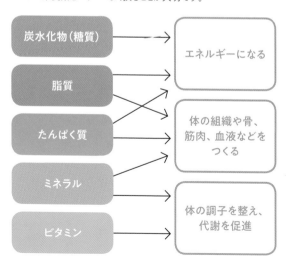

糖質や脂質も
効率的に代謝!

ダイエットが加速する！
たんぱく質の吸収を
サポートするビタミン

☑ アミノ酸の代謝に必要な
ビタミンB群

たんぱく質を摂取すると、小腸でアミノ酸に分解、吸収された後、体をつくるのに必要なたんぱく質に合成されます。その合成に欠かせないのが水溶性ビタミンのビタミンB群です。なかでもビタミンB6は筋肉をつくるために必要なので、意識して摂取したい栄養素です。

☑ 筋力アップを助ける
ビタミンD

カルシウムの吸収を高めて、骨や歯に届ける役割を果たすビタミンDは、筋肉増強にも深く関わっていることが近年の研究で明らかになっています。ビタミンDは日光を浴びることによって体内でつくることもできますが、魚介類やきのこなどからも摂取が可能です。筋トレなどで筋肉に負荷をかけたときこそ積極的に摂りましょう。

ビタミンB群が多く含まれている食材

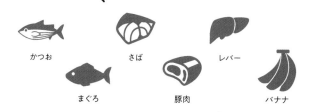

かつお　　　さば　　　レバー

まぐろ　　　豚肉　　　バナナ

ビタミンB群はたんぱく質の代謝だけでなく、糖質や脂質のエネルギー代謝に関わる重要な栄養素です。

ビタミンDが多く含まれている食材

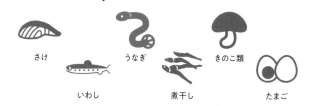

さけ　　　うなぎ　　　きのこ類

いわし　　　煮干し　　　たまご

血液中に含まれるビタミンDの量が多い人ほど筋力が高いとされています。食材からも上手に摂取しましょう。

糖質と脂質も
しっかり摂取して

たんぱく質を最高効率で
取り込むには

☑ 一緒に摂ると吸収率UP!
筋たんぱく質の合成を促す糖質

筋たんぱく質とは筋肉を構成するたんぱく質の総称。たんぱく質と炭水化物（糖質）を一緒に摂取することで、この筋たんぱく質の合成が促進されます。また、運動によって損傷した筋肉を回復させるエネルギーにもなってくれるのです。運動を取り入れたダイエットをしているときこそ、きちんと糖質も意識して摂ることが大切です。

☑ 肥満を抑制してくれる
必須脂肪酸を積極的に摂ろう

脂質は肥満のもとというイメージがありますが、筋肉量を増やすときのエネルギーとなる大事な栄養素です。たんぱく質と同じで、脂質には体内でつくることのできない必須脂肪酸があり、「オメガ3」と「オメガ6」に分けられます。特にオメガ3は脂肪を減らしてくれる脂質で、コレステロールや中性脂肪を低減するといわれています。

糖質＋食物繊維で罪悪感オフ

糖質過多を避けるためには、糖質の多い食品を単品で摂取しないこと。糖の吸収をゆるやかにしてくれる食物繊維と一緒に摂るのがおすすめ。

糖質と食物繊維がセットで摂れる優秀な穀類

米

玄米や押し麦、雑穀などを加えることで、食物繊維が増やせる

小麦

パスタやパンを選ぶときは全粒粉を使ったものがベスト

そば

十割そばのような、そばの割合が高いものほどよい

そのほかこんな食材も
豆類、いも類、くり、ごぼう、かぼちゃなど

脂肪を減らす脂質「オメガ3」

厚生労働省が策定する「日本人の食事摂取基準（2020年版）」では、オメガ3の摂取目安量を、成人1日あたり1.6 ～ 2.2gと推奨しています。

血圧を下げる効果も期待!
αリノレン酸
くるみ、アマニ油、えごま油など

心筋梗塞予防にも
EPA/DHA
ぶり、さんま、いわし、ツナ缶など

圧倒的に
脂肪になりにくい

たんぱく質がダイエット
で最も重要な理由

☑ 三大栄養素のなかで
　ずば抜けて消費エネルギーが大きい

体を構成する三大栄養素のなかでも圧倒的に体脂肪になる割
合が低いのがたんぱく質。摂取したたんぱく質は体内で消化
吸収された後アミノ酸プール（アミノ酸の貯蔵）に入り、体
たんぱく質や酵素、ホルモンなどに利用されます。使われな
かった分は尿中に排出され、脂肪として蓄積されるのはほん
の一部。つまりこれがたんぱく質をしっかり摂取しなければ
ならない理由でもあります。

☑ たんぱく質は食事の際に
　摂取エネルギーの30％を消費する

たんぱく質は食べたことで一部のエネルギーを熱として消費
する「食事誘発性熱産生（DIT※）」という反応が非常に高く、
摂取したエネルギーの約30％が食事とともに消費されるとい
われています。とはいえ連日の過剰摂取は肥満の原因になり
かねませんのでご注意を。

※DIT（Diet Induced Thermogenesis）

1日（24時間）のエネルギー消費の割合

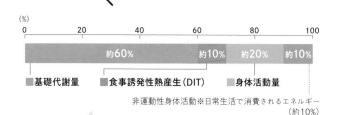

(%)

| 0 | 20 | 40 | 60 | 80 | 100 |

約60%　約10%　約20%　約10%

■ 基礎代謝量　■ 食事誘発性熱産生（DIT）　■ 身体活動量

非運動性身体活動※日常生活で消費されるエネルギー
（約10%）

DITとは？ 食事を摂ったあとに消化、吸収などによって生み出される消費エネルギーのこと。栄養素によって消費の割合は異なり、全体で1日の消費エネルギーの約10%をしめます。

栄養素別
消費エネルギーの割合　　たんぱく質 30%　　糖質 6%　　脂質 4%

PFCバランスでみる消費エネルギーの違い

1日の総摂取カロリーが2500kcalの人を比較

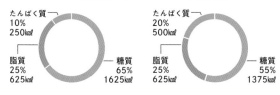

たんぱく質
10%
250kcal

脂質
25%
625kcal

糖質
65%
1625kcal

たんぱく質
20%
500kcal

脂質
25%
625kcal

糖質
55%
1375kcal

DITは197.5kcal　　　　　　　　DITは257.5kcal

1日60kcal、1年で21900kcalの差

↓

脂肪1kgを消費するのに必要なエネルギーを7200kcalとすると

PFCのバランスを変えるだけで約3kgの差が生まれることになる

食べても太りにくい
体にシフトする

☑ 摂取エネルギーは減らさず
　 消費エネルギーを増やす

ダイエットにおいて最も基本的なことは、食事による摂取エネルギーを減らすのではなく、消費エネルギーを増やすこと。体脂肪を燃やすために必要な筋肉量を増やすには、たんぱく質の摂取に加え、いつもより少しでも身体の活動量を増やすことが大事です。筋肉量が増えれば代謝も高くなり、太りにくい体質になります。

☑ 筋肉量をアップするためには
　 分解速度より合成速度を上げる!

トレーニングによる筋繊維へのダメージ→十分なたんぱく質の摂取→休養中の回復を繰り返すことで筋肉は大きくなります。筋肉は常に、合成と分解を繰り返して入れ替わっているので、筋肉量アップは分解される速度より合成される速度を上げることが大事。筋トレ後にしっかり栄養補給と休養をとることで分解が遅くなり、合成が進みます。

今日からできるおすすめの運動

スクワット

体全体の筋肉の約2/3に働きかける、狭いスペースでもできる最も簡単で効率のいい筋肉トレーニングです。慣れるまでは椅子などで体を支えながら行いましょう。

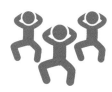

ウォーキング（有酸素運動）

激しいジョギングではなく、いつもの行動にプラス10 〜 20分程度歩くだけでOK。その際できるだけ歩いていることに集中するとよりベストです。

筋力アップの原則

筋トレ
筋肉がダメージを受け、筋肉を構成する繊維に傷がつく

休養
筋トレ前よりも筋肉が大きくなるようたんぱく質で修復

栄養補給
筋肉のダメージを修復するためたんぱく質を摂取

筋肉の合成を高める
BCAAとは
(分岐鎖アミノ酸)

☑ よりよい筋肉づくりをするために
　質の高いアミノ酸を摂取すべし

BCAAとは必須アミノ酸のバリン、ロイシン、イソロイシンの総称。筋肉の合成を高めたり、分解を抑えたりするのに大きく関わる高クオリティなアミノ酸です。また、素早く筋肉で代謝されるので肝臓に負担がかかりづらいのも特徴。筋肉を合成するだけでなく、疲労の軽減や回復にも役立つといわれています。

☑ 筋合成を促す
　最も重要なアミノ酸ロイシン

3つのなかでも最も重要な役割を担っているのがロイシンです。筋肉の細胞の中の遺伝子に筋肉を合成するように伝える物質エムトールを活性化させる働きがあります。運動と合わせてロイシンを含むたんぱく質を摂取すると、このエムトールが活性化されより筋肉が増強されるのです。

3つの重要なアミノ酸BCAA

BCAA

BCAAは、Branched Chain Amino Acidsの頭文字。分岐鎖アミノ酸という種類のアミノ酸（バリン、ロイシン、イソロイシン）の総称。筋肉の合成をサポートしてくれるので、特にダイエット中は積極的に摂りましょう。

ロイシン

筋肉の細胞の中にある遺伝子に働きかけることで、筋肉が合成されるのを促す

含まれる食材

| まぐろの赤身 | 鶏のむね肉 | 高野豆腐 | たまご |

バリン／イソロイシン

運動による筋肉の分解をできるだけ防ぎ、疲労の軽減や回復にも役立つ

含まれる食材

| かつお | あじ | 牛肉 | プロセスチーズ |

自分に必要な
たんぱく質量の量り方

☑ 摂取したいレギュラー食材の
　たんぱく質量を頭に入れておく

1日に必要なたんぱく質量の総量は体重×1g（運動量の多い
人は1.2 ～ 1.6g）。1食あたりにすると20g程度ですが、食
事のたびに一つひとつたんぱく質量を計算するのは困難で
す。よく使う主要な食材や定番料理はこのハンドブックを参
考にあらかじめピックアップして頭にいれておくか、スマー
トフォンなどにメモをしておくことをおすすめします。

☑ 1食あたりの適正量は
　手のひらで簡単に量れる

自分の摂取量の目安を簡単に手で量る方法があります。肉類
や魚介類などの主菜なら1食あたり指の部分を除いた手のひ
ら片手分です。厚みは手の厚さ1つ分、豆腐などの大豆製品
は厚さ2つ分を目安に考えるとよいでしょう。ごはんやパン
などの主食はにぎりこぶし分、野菜などの副菜は両手にたっ
ぷり乗るくらいが目安です。

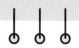

自分に適した目安量は手で量れる

主菜 1食あたり指を除く
手のひらに乗るだけ

・ヒレステーキ 100g
・豚の薄切り肉 3〜4枚
・魚の切り身 1切れ

主菜はたんぱく質豊富！
目指せ1日60〜80g

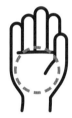

たんぱく質は体をつくる主な栄養素。1日トータルで、両手で抱えられる程度をしっかり食べましょう。同じ食材ではなく、朝にたまごを食べたらできるだけ昼は肉、夜は魚など違う食材から摂取するのが望ましいです。脂質を抑えたい場合は、厚揚げや豆腐を活用するのもおすすめ。

主食 1食あたり
こぶし1つ分

・ごはん 軽く茶碗1杯
・ロールパン 1個

副菜 1日トータル
両手いっぱい

・緑黄色野菜と淡色野菜を
合わせて1日目標350g

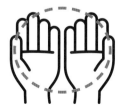

健康的で完璧な ダイエットメニューの つくり方

☑ 理想は定食スタイル
栄養が偏りがちな単品食べは避けよう!

食事は、主食、主菜、副菜、汁物、果物などがバランスよく食べられる定食スタイルが理想。主菜には必ず良質なたんぱく源を、副菜で不足しがちな植物性たんぱく質を摂るといいでしょう。1回の食事での摂取比率は7(動物性):3(植物性)が目安。鶏肉を食べたら翌日は牛肉に、さけを食べたら次はさばにするなど、種類もローテーションするとベストです。

☑ ダイエット中の肉料理は
意識して低脂質のものを選ぶ

たんぱく質の多い肉類は毎日積極的に食べたいですが、選ぶときに注意したいのが脂肪分を多く含む食材。ゼロにする必要はないですが、できるだけ低脂質のものを選びましょう。例えば、ロースやサーロインよりもヒレのほうが望ましいです。魚の脂はオメガ3など良質なものが多いのであまり気にする必要はありません。

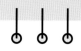

朝食

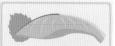
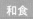

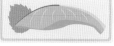

和食

- ごはん
- 豆腐とわかめのみそ汁
- さけの塩焼き
- ほうれん草のお浸し
- 納豆

洋食

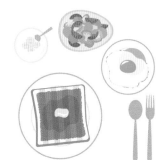

- バタートースト
- ハムエッグ
- ブロッコリーとトマト
  のサラダ
- バナナヨーグルト

Point

和食はたんぱく質が不足しがち。納豆やヨーグルトをプラスするとバランスがよくなります。一方、洋食はカロリーオーバーに気をつけて。

※P33〜35のメニューはすべてP42〜の食材・料理データを参考にしています。

昼食

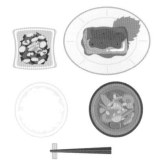

和食

・ごはん
・豚汁
・さばのみそ煮
・きゅうりとわかめの
　ポン酢あえ

洋食

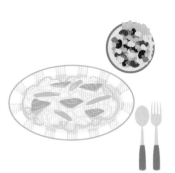

・サーモンとクリーム
　のパスタ
・ビーンズサラダ

Point

昼食は腹持ちがよく、動物性たんぱく質がたっぷり摂れるメニューを選ぶのがおすすめ。和食はごはん少なめの定食スタイルがベスト。

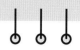

夕食

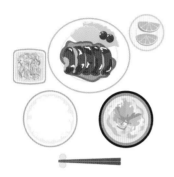

和食

・ごはん
・かき玉汁
・鶏の照り焼き
・切干大根の煮物
・オレンジ

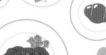

洋食

・ロールパン
・ヒレステーキ（トマトソース）
・豆腐とアボカドのサラダ
・キウイフルーツ

Point

朝や昼の主菜が肉なら夜は魚を選ぶなど同じ食材が続かないように。糖質オフでごはんをカットするなら豆腐などで必ずたんぱく質を補いましょう。

筋肉をつくる
だけじゃない!

たんぱく質は
脳と心にも
深く関わっている

　心を落ち着かせるセロトニンや、喜びや快楽を感じさせる
ドーパミン、恐怖や興奮を感じさせるノルアドレナリンなど、
「神経伝達物質」と呼ばれる脳内物質の主な材料となってい
るのもたんぱく質です。つまりたんぱく質が不足すると筋肉
量が低下するだけでなく、感情や記憶、睡眠などにも影響が
生じる可能性があるのです。

　最近の研究では、神経伝達物質の欠落がうつ病などの精神
的な疾患の原因のひとつだと考えられています。ダイエット
中にイライラしたり不安になったりするのはたんぱく質不足
の合図かもしれません。メンタルバランスの崩れはダイエッ
トの挫折にもなります。たんぱく質をしっかり摂る食事スタ
イルを習慣化して、美しく健康的に痩せましょう。

たんぱく質がつくる心の栄養剤

感情に関わる神経伝達物質

セロトニン
心を落ち着かせる

ドーパミン
喜びを感じさせる

ノルアドレナリン
恐怖や驚き、興奮に作用

**GABA(γ-アミノ酪酸)
グリシン**
交感神経の
活性化を抑制

グルタミン酸
記憶や学習などの
機能に関わる

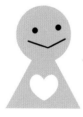

たんぱく質と合わせて
鉄やビタミンB群、食物
繊維も一緒に摂ろう!

神経伝達物質の主な原料はアミノ酸。脳をしっかり働かせてメンタルバランスを正常に保つためには、たんぱく質をきちんと摂取することがとても重要です。セロトニンやドーパミンは"幸せホルモン"とも呼ばれており、たんぱく質が心の栄養剤であることがわかります。

本書の使い方

5つのパートに分けて、さまざまな食品や料理の一般的な目安量になるたんぱく質、脂質、糖質、塩分、エネルギーの量が一目でわかるように掲載しています。たんぱく質量を中心に、そのほかの栄養素も確認しながら、栄養バランスのいい食事を考えてください。

Part ❶ 主菜

肉や魚介、大豆製品などたんぱく質ダイエットにおける重要な主菜。1つの食材を食べ続ける、動物性しか食べないなど偏った食事はNGです。

Part ❷ 主食

主食はエネルギーになり、たんぱく質の利用効率を高めるためにも欠かせない大切な栄養源。活動量の少ない夜は少し控えるなど工夫は必要。

Part ❸ 副菜

食物繊維やミネラル、ビタミンが豊富な野菜や海藻の摂取量の目安は1日350g。主菜との組み合わせもカギになります。

Part ❹ 外食

コントロールしづらい外食も、たんぱく質豊富な栄養バランスのいいメニューを選ぶように心掛けましょう。

Part ❺ そのほか

おかしや嗜好品も適度ならOK。ヨーグルトなどの乳製品はたんぱく質もカルシウムも豊富で、間食におすすめです。

献立の考え方

1食あたりのたんぱく質量

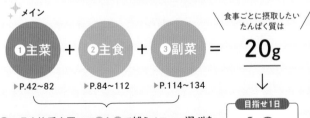

✦ メイン

❶主菜 ＋ ❷主食 ＋ ❸副菜 ＝

▶P.42〜82　▶P.84〜112　▶P.114〜134

食事ごとに摂取したいたんぱく質は

20g
↓

目指せ1日
60g

❶に最も比重を置いて❷と❸で補うメニュー選びを
動物性と植物性どちらもバランスよく!

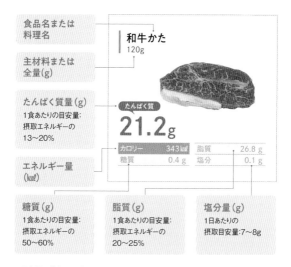

食品名または
料理名 ── **和牛かた**
120g

主材料または
全量(g)

たんぱく質(g)
1食あたりの目安量：
摂取エネルギーの
13～20%

たんぱく質
21.2g

| カロリー | 343 kcal | 脂質 | 26.8 g |
| 糖質 | 0.4 g | 塩分 | 0.1 g |

エネルギー量
（kcal）

糖質(g)
1食あたりの目安量：
摂取エネルギーの
50～60%

脂質(g)
1食あたりの目安量：
摂取エネルギーの
20～25%

塩分量(g)
1日あたりの
摂取目安量：7～8g

※目安量は成人1日1人あたりの目安です。

この本の食品・料理の成分データについて

● 掲載している食品・料理の成分数値は、文部科学省科学技術・学術審議会資源調査分科報告「日本食品標準成分表2015年版（七訂）」「食事摂取基準(2015年版)」に準拠しています。

● 糖質量は、炭水化物量から食物繊維を差し引いて算出しています。

● 0gは0.1g未満、微量の場合はTrと表示します。

● 写真には皮や種などが含まれていますが、成分データは可食部の分量から数値を算出しています。

● 食品・料理については、一般的に目安にしやすい分量を掲載しています。

● 調理法や食材などにより成分の数値が変化します。数値はあくまでも目安とし、写真はイメージとしてご活用ください。

ダイエットの
Q&A

Q 朝ごはんは食べなくてもいい?

A 食事量を減らすと基礎代謝が落ちて脂肪が増え、リバウンドの
リスクが高まります。特に朝食を抜くと昼食後の血糖値が急上
昇しやすくなり、健康に害を及ぼす可能性も。たんぱく質、糖質、
脂質、ビタミンなど栄養バランスがとれた朝食は、倦怠感や集
中力の低下、便秘なども改善してくれます。

Q 間食をしても大丈夫?

A ストレス軽減のためにも適度に取り入れて大丈夫です。ダイエッ
ト中ならスナック菓子やケーキなど糖質や脂質の多いものは避
けましょう。ヨーグルトやチーズなどの乳製品、アーモンドや
くるみなど片手でつかめる程度の量のナッツ類がおすすめです。
味わいながらゆっくり噛んで食べると満足度もアップします。

Q ダイエット中におすすめのたんぱく質が多い食材は?

A

赤身牛肉 高たんぱく質低脂質の優秀食材。不足しがちな鉄や亜鉛
なども含まれています。

さけ 和食でも洋食でもアレンジ可能。たんぱく質量が高く、
ビタミンDも豊富です。

納豆 植物性たんぱく質が手軽に摂取でき、栄養価抜群。プラ
ス一品の食材にも最適です。

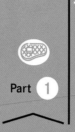

Part ①

主 菜

主菜

肉・肉料理

和牛かた
120g

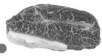

たんぱく質
21.2g

カロリー	343kcal	脂質	26.8 g
糖質	0.4 g	塩分	0.1 g

和牛かた（赤身）
110g

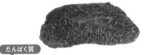

たんぱく質
22.2g

カロリー	221kcal	脂質	13.4 g
糖質	0.3 g	塩分	0.1 g

和牛かたロース
120g

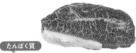

たんぱく質
16.6g

カロリー	493kcal	脂質	44.9 g
糖質	0.2 g	塩分	0.1 g

和牛かたロース（赤身）
110g

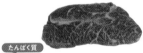

たんぱく質
18.1g

カロリー	348kcal	脂質	28.7 g
糖質	0.2 g	塩分	0.1 g

和牛リブロース
210g

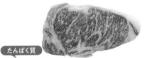

たんぱく質
20.4g

カロリー	1203kcal	脂質	118.7 g
糖質	0.2 g	塩分	0.2 g

和牛リブロース（赤身）
150g

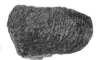

たんぱく質
21g

カロリー	654kcal	脂質	60 g
糖質	0.3 g	塩分	0.1 g

和牛サーロイン
200g

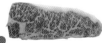

たんぱく質
23.4g

カロリー	996kcal	脂質	95 g
糖質	0.6 g	塩分	0.2 g

和牛サーロイン（赤身）
190g

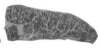

たんぱく質
32.5g

カロリー	602 kcal	脂質	49 g
糖質	0.8 g	塩分	0.2 g

和牛ばら
15g

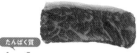

たんぱく質
1.6g

カロリー	78 kcal	脂質	7.5 g
糖質	0 g	塩分	0 g

和牛もも
120g

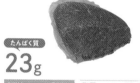

たんぱく質
23g

カロリー	311 kcal	脂質	22.4 g
糖質	0.6 g	塩分	0.1 g

和牛もも（赤身）
100g

たんぱく質
21.3g

カロリー	193 kcal	脂質	10.7 g
糖質	0.6 g	塩分	0.1 g

和牛そともも
320g

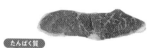

たんぱく質
57g

カロリー	848 kcal	脂質	64 g
糖質	1.6 g	塩分	0.3 g

和牛そともも（赤身）
170g

たんぱく質
35.2g

カロリー	292 kcal	脂質	14.8 g
糖質	1 g	塩分	0.2 g

和牛ランプ
190g

たんぱく質
28.7g

カロリー	659 kcal	脂質	56.8 g
糖質	0.8 g	塩分	0.2 g

和牛ランプ（赤身）
190g

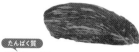

たんぱく質
36.5g

カロリー	401 kcal	脂質	25.8 g
糖質	0.9 g	塩分	0.2 g

国産牛ばら
95g

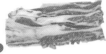

たんぱく質

12.2g

カロリー	405 kcal	脂質	37.4 g
糖質	0.3 g	塩分	0.1 g

国産牛もも
190g

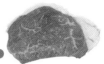

たんぱく質

37g

カロリー	397 kcal	脂質	25.3 g
糖質	0.8 g	塩分	0.2 g

輸入牛かたロース
170g

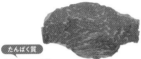

たんぱく質

33.5g

カロリー	294 kcal	脂質	16.1 g
糖質	0.2 g	塩分	0.2 g

輸入牛リブロース
210g

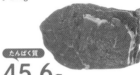

たんぱく質

45.6g

カロリー	376 kcal	脂質	19.1 g
糖質	0.8 g	塩分	0.2 g

輸入牛サーロイン
150g

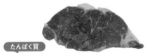

たんぱく質

26.1g

カロリー	447 kcal	脂質	35.5 g
糖質	0.6 g	塩分	0.1 g

輸入牛ばら
20g

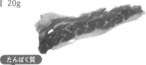

たんぱく質

2.9g

カロリー	74 kcal	脂質	6.6 g
糖質	0 g	塩分	0 g

輸入牛もも
200g

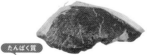

たんぱく質

39.2g

カロリー	330 kcal	脂質	17.2 g
糖質	0.8 g	塩分	0.2 g

輸入牛ランプ
110g

たんぱく質

20.2g

カロリー	257 kcal	脂質	18 g
糖質	0.4 g	塩分	0.1 g

輸入牛ランプ(赤身)
110g

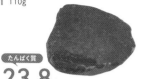

たんぱく質
23.8g

カロリー	133kcal	脂質	3.3 g
糖質	0.6 g	塩分	0.1 g

輸入牛ヒレ(赤身)
85g

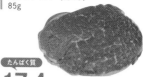

たんぱく質
17.4g

カロリー	113kcal	脂質	4.1 g
糖質	0.3 g	塩分	0.1 g

国産牛ロース
105g

たんぱく質
14.8g

カロリー	429kcal	脂質	39 g
糖質	0.2 g	塩分	0.1 g

国産牛ひき肉
50g

たんぱく質
8.6g

カロリー	136kcal	脂質	10.6 g
糖質	0.1 g	塩分	0.1 g

牛タン
15g

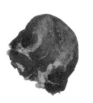

たんぱく質
2g

カロリー	53kcal	脂質	4.8 g
糖質	0 g	塩分	0 g

牛カルビ
90g

たんぱく質
11.5g

カロリー	383kcal	脂質	35.5 g
糖質	0.3 g	塩分	0.1 g

牛ハラミ
150g

たんぱく質
22.2g

カロリー	482kcal	脂質	41 g
糖質	0.4 g	塩分	0.2 g

牛ハツ(心臓)
100g

たんぱく質
16.5g

カロリー	142kcal	脂質	7.6 g
糖質	0.1 g	塩分	0.2 g

牛レバー（肝臓）
30g

たんぱく質
5.9g

カロリー	40kcal	脂質	1.1 g
糖質	1.1 g	塩分	0 g

ミノ（第一胃）
100g

たんぱく質
24.5g

カロリー	182kcal	脂質	8.4 g
糖質	0 g	塩分	0.1 g

センマイ（第三胃）
100g

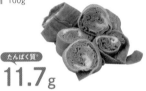

たんぱく質
11.7g

カロリー	62kcal	脂質	1.3 g
糖質	0 g	塩分	0.1 g

ヒモ（小腸）
100g

たんぱく質
9.9g

カロリー	287kcal	脂質	26.1 g
糖質	0 g	塩分	0.2 g

シマチョウ（大腸）
100g

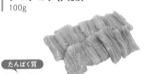

たんぱく質
9.3g

カロリー	162kcal	脂質	13 g
糖質	0 g	塩分	0.2 g

テッポウ（直腸）
100g

たんぱく質
11.6g

カロリー	115kcal	脂質	7 g
糖質	0 g	塩分	0.2 g

牛すじ（ゆで）
20g

たんぱく質
5.7g

カロリー	31kcal	脂質	1 g
糖質	0 g	塩分	0 g

テール（尾）
260g（可食部156g）

たんぱく質
18.1g

カロリー	768kcal	脂質	73.5 g
糖質	Tr	塩分	0.2 g

コンビーフ
100g

たんぱく質
19.8g

カロリー	203 kcal	脂質	13 g
糖質	1.7 g	塩分	1.8 g

ビーフジャーキー
6g

たんぱく質
3.3g

カロリー	19 kcal	脂質	0.5 g
糖質	0.4 g	塩分	0.3 g

スモークタン
5g

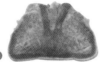

たんぱく質
0.9g

カロリー	14 kcal	脂質	1.1 g
糖質	0 g	塩分	0.1 g

サーロインステーキ
牛サーロイン130g、にんじん30g、
フライドポテト40g、スイートコーン20g

たんぱく質
23.6g

カロリー	603 kcal	脂質	45.2 g
糖質	18.1 g	塩分	2.1 g

ヒレステーキ(トマトソース)
牛ヒレ130g

たんぱく質
28.3g

カロリー	332 kcal	脂質	20.4 g
糖質	5 g	塩分	2 g

サイコロステーキ
牛サーロイン80g

たんぱく質
13.4g

カロリー	294 kcal	脂質	23.9 g
糖質	2.2 g	塩分	0.8 g

ビーフカツ
牛ヒレ100g

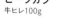

たんぱく質
24.2g

カロリー	394 kcal	脂質	26.1 g
糖質	11.6 g	塩分	0.8 g

肉じゃが
牛かた50g、じゃがいも80g、しらたき30g

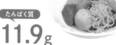

たんぱく質
11.9g

カロリー	303 kcal	脂質	14 g
糖質	23 g	塩分	2 g

レバニラ
牛レバー60g、ニラ20g

たんぱく質
13.4g

カロリー	144kcal	脂質	6 g
糖質	6.4 g	塩分	1.7 g

チンジャオロース
牛かた60g、ピーマン30g、たけのこ25g

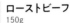

たんぱく質
12.7g

カロリー	323kcal	脂質	23.1 g
糖質	10.6 g	塩分	1.7 g

牛ヒレ肉のオイスターソース炒め
牛ヒレ70g、チンゲン菜50g

たんぱく質
15.9g

カロリー	214kcal	脂質	13.9 g
糖質	4 g	塩分	1.7 g

ローストビーフ
150g

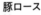

たんぱく質
33.1g

カロリー	306kcal	脂質	17.6 g
糖質	3.7 g	塩分	1.2 g

ビーフシチュー
牛かた60g、じゃがいも60g、にんじん25g

たんぱく質
13.4g

カロリー	282kcal	脂質	14.2 g
糖質	13.5 g	塩分	1.2 g

豚ロース
20g

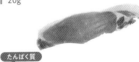

たんぱく質
3.9g

カロリー	53kcal	脂質	3.8 g
糖質	0 g	塩分	0 g

豚ロース（赤身）
15g

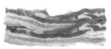

たんぱく質
3.4g

カロリー	23kcal	脂質	0.8 g
糖質	0 g	塩分	0 g

豚ばら
50g

たんぱく質
7.2g

カロリー	198kcal	脂質	17.7 g
糖質	0.1 g	塩分	0.1 g

豚もも
100g

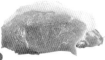

たんぱく質
20.5g

カロリー	183 kcal	脂質	10.2 g
糖質	0.2 g	塩分	0.1 g

豚もも（赤身）
125g

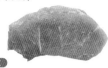

たんぱく質
27.6g

カロリー	160 kcal	脂質	4.5 g
糖質	0.3 g	塩分	0.1 g

豚そともも
145g

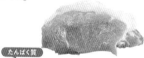

たんぱく質
27.3g

カロリー	341 kcal	脂質	23.9 g
糖質	0.3 g	塩分	0.1 g

豚そともも（赤身）
120g

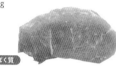

たんぱく質
25.7g

カロリー	172 kcal	脂質	6.6 g
糖質	0.2 g	塩分	0.1 g

豚ヒレ（赤身）
150g

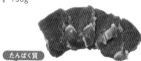

たんぱく質
33.3g

カロリー	195 kcal	脂質	5.5 g
糖質	0.5 g	塩分	0.1 g

豚かた
120g

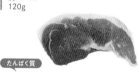

たんぱく質
22.2g

カロリー	259 kcal	脂質	17.5 g
糖質	0.2 g	塩分	0.1 g

豚かた（赤身）
60g

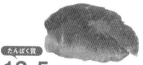

たんぱく質
12.5g

カロリー	75 kcal	脂質	2.3 g
糖質	0.1 g	塩分	0.1 g

豚かたロース
110g

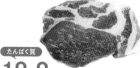

たんぱく質
18.8g

カロリー	278 kcal	脂質	21.1 g
糖質	0.1 g	塩分	0.1 g

豚かたロース(赤身)
45g

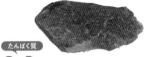

たんぱく質
8.9g

カロリー	71 kcal	脂質	3.5 g
糖質	0 g	塩分	0.1 g

豚ひき肉
50g

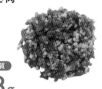

たんぱく質
8.8g

カロリー	118 kcal	脂質	8.6 g
糖質	0.1 g	塩分	0.1 g

豚ハツ
20g

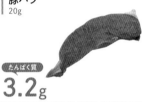

たんぱく質
3.2g

カロリー	27 kcal	脂質	1.4 g
糖質	0 g	塩分	0 g

豚レバー
20g

たんぱく質
4.1g

カロリー	26 kcal	脂質	0.7 g
糖質	0.5 g	塩分	0 g

豚足(ゆで)
210g

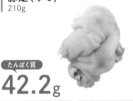

たんぱく質
42.2g

カロリー	483 kcal	脂質	35.3 g
糖質	Tr	塩分	0.6 g

ボンレスハム
10g

たんぱく質
1.9g

カロリー	12 kcal	脂質	0.4 g
糖質	0.2 g	塩分	0.3 g

ロースハム
20g

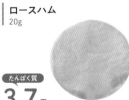

たんぱく質
3.7g

カロリー	42 kcal	脂質	2.9 g
糖質	0.4 g	塩分	0.5 g

チョップドハム
15g

たんぱく質
1.8g

カロリー	20 kcal	脂質	0.6 g
糖質	1.9 g	塩分	0.4 g

生ハム
7g

> **たんぱく質**

1.7g

カロリー	17 kcal	脂質	1.2 g
糖質	0 g	塩分	0.2 g

ベーコン
20g

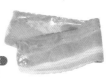

> **たんぱく質**

2.6g

カロリー	81 kcal	脂質	7.8 g
糖質	0.1 g	塩分	0.4 g

ショルダーベーコン
10g

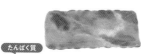

> **たんぱく質**

1.7g

カロリー	19 kcal	脂質	1.2 g
糖質	0.3 g	塩分	0.2 g

ウインナー
12g

> **たんぱく質**

1.4g

カロリー	40 kcal	脂質	3.7 g
糖質	0.3 g	塩分	0.2 g

フランクフルトソーセージ
50g

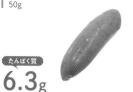

> **たんぱく質**

6.3g

カロリー	149 kcal	脂質	12.4 g
糖質	3.1 g	塩分	0.9 g

ボロニアソーセージ
5g

> **たんぱく質**

0.6g

カロリー	13 kcal	脂質	1.1 g
糖質	0.1 g	塩分	0.1 g

生ソーセージ
25g

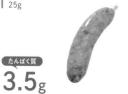

> **たんぱく質**

3.5g

カロリー	70 kcal	脂質	6.1 g
糖質	0.2 g	塩分	0.4 g

焼き豚
10g

> **たんぱく質**

1.9g

カロリー	17 kcal	脂質	0.8 g
糖質	0.5 g	塩分	0.2 g

スパム
70g

たんぱく質
8.7g

カロリー	224 kcal	脂質	19.3 g
糖質	1.5 g	塩分	1.4 g

ポークステーキ
豚ロース100g

たんぱく質
19.3g

カロリー	282 kcal	脂質	21.2 g
糖質	0.3 g	塩分	1.1 g

とんかつ
豚ロース100g

たんぱく質
22.7g

カロリー	462 kcal	脂質	34.1 g
糖質	11.3 g	塩分	0.8 g

豚の角煮
豚ばら100g

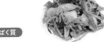

たんぱく質
15.2g

カロリー	443 kcal	脂質	35.5 g
糖質	8.6 g	塩分	1.4 g

しょうが焼き
豚ロース90g

たんぱく質
18.1g

カロリー	276 kcal	脂質	19.1 g
糖質	3.9 g	塩分	1.5 g

豚キムチ
豚もも50g、キムチ40g、もやし50g

たんぱく質
12.6g

カロリー	204 kcal	脂質	14.3 g
糖質	3.1 g	塩分	0.9 g

ポークチャップ
豚ロース90g、玉ねぎ30g

たんぱく質
18.5g

カロリー	324 kcal	脂質	21.4 g
糖質	9.3 g	塩分	1.7 g

豚肉のチーズ焼き
豚ロース90g、チーズ20g

たんぱく質
22.3g

カロリー	345 kcal	脂質	23.8 g
糖質	6.4 g	塩分	2 g

ポークピカタ
豚ロース90g

たんぱく質
18.5g

カロリー	299 kcal	脂質	22.6 g
糖質	2.2 g	塩分	0.6 g

ホイコーロー
豚かたロース50g、キャベツ50g、ピーマン40g

たんぱく質
11.4g

カロリー	285 kcal	脂質	20.4 g
糖質	9.4 g	塩分	3.4 g

豚冷しゃぶの酢みそかけ
豚ロース50g、キャベツ40g

たんぱく質
12.8g

カロリー	218 kcal	脂質	10.4 g
糖質	15.2 g	塩分	1.8 g

豚肉と白菜の煮物
豚かたロース40g、白菜40g

たんぱく質
7.9g

カロリー	128 kcal	脂質	7.7 g
糖質	4.6 g	塩分	1 g

ハンバーグ
合いびき肉100g

たんぱく質
21g

カロリー	450 kcal	脂質	31.8 g
糖質	15.3 g	塩分	2.7 g

和風ハンバーグ
合いびき肉100g、大根40g

たんぱく質
21.4g

カロリー	432 kcal	脂質	31.8 g
糖質	10.4 g	塩分	1.9 g

ピーマンの肉詰め
合いびき肉40g、ピーマン40g

たんぱく質
8.9g

カロリー	227 kcal	脂質	14.8 g
糖質	11.5 g	塩分	2.1 g

ロールキャベツ
合いびき肉100g、キャベツ100g

たんぱく質
23.7g

カロリー	449 kcal	脂質	26 g
糖質	24.6 g	塩分	3.2 g

酢豚
豚もも65g、玉ねぎ40g、にんじん20g

たんぱく質
16.6g

カロリー	360kcal	脂質	14 g
糖質	38.2 g	塩分	3.3 g

肉団子の甘酢あん
豚ひき肉100g、玉ねぎ20g

たんぱく質
21.6g

カロリー	401kcal	脂質	22.5 g
糖質	24.3 g	塩分	3.2 g

メンチカツ
合いびき肉60g

たんぱく質
13.7g

カロリー	306kcal	脂質	23.1 g
糖質	7.9 g	塩分	0.8 g

餃子
豚ひき肉20g、餃子の皮30g

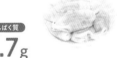

たんぱく質
6.7g

カロリー	208kcal	脂質	9.9 g
糖質	19.4 g	塩分	1 g

水餃子
豚ひき肉20g、餃子の皮30g

たんぱく質
6.7g

カロリー	169kcal	脂質	5.7 g
糖質	19.3 g	塩分	1 g

しゅうまい
豚ひき肉25g、しゅうまいの皮6g

たんぱく質
4.9g

カロリー	96kcal	脂質	5 g
糖質	6.8 g	塩分	0.5 g

ウインナーソテー
70g

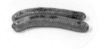

たんぱく質
8.1g

カロリー	245kcal	脂質	22.8 g
糖質	1.6 g	塩分	1.3 g

若鶏手羽
50g

たんぱく質
5.8g

カロリー	68kcal	脂質	4.6 g
糖質	0 g	塩分	0.1 g

鶏むね
160g

たんぱく質
34.1g

カロリー	232 kcal	脂質	9.4 g
糖質	0.2 g	塩分	0.2 g

鶏むね(皮なし)
130g

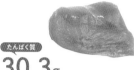

たんぱく質
30.3g

カロリー	151 kcal	脂質	2.5 g
糖質	0.1 g	塩分	0.1 g

鶏もも
60g

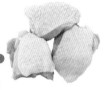

たんぱく質
10g

カロリー	122 kcal	脂質	8.5 g
糖質	0 g	塩分	0.1 g

鶏もも(皮なし)
60g

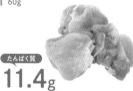

たんぱく質
11.4g

カロリー	76 kcal	脂質	3 g
糖質	0 g	塩分	0.1 g

鶏ささみ
50g

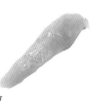

たんぱく質
11.9g

カロリー	55 kcal	脂質	0.4 g
糖質	0.1 g	塩分	0.1 g

鶏ひき肉
50g

たんぱく質
8.8g

カロリー	93 kcal	脂質	6 g
糖質	0 g	塩分	0.1 g

鶏レバー(肝臓)
45g

たんぱく質
8.5g

カロリー	50 kcal	脂質	1.4 g
糖質	0.3 g	塩分	0.1 g

砂肝(筋胃)
35g

たんぱく質
6.4g

カロリー	33 kcal	脂質	0.6 g
糖質	Tr	塩分	0 g

鶏なんこつ
5g

たんぱく質
0.6g

カロリー	3 kcal	脂質	0 g
糖質	0 g	塩分	0.1 g

鶏の照り焼き
鶏もも80g

たんぱく質
13.8g

カロリー	198 kcal	脂質	13.2 g
糖質	3.1 g	塩分	0.9 g

鶏唐揚げ
鶏もも30g

たんぱく質
5g

カロリー	74 kcal	脂質	5 g
糖質	1.3 g	塩分	0.2 g

鶏の唐揚げねぎソース
鶏もも120g

たんぱく質
21.3g

カロリー	308 kcal	脂質	18.3 g
糖質	10.5 g	塩分	1.8 g

チキン南蛮
鶏もも80g、タルタルソース15g

たんぱく質
15.4g

カロリー	370 kcal	脂質	28.2 g
糖質	7.4 g	塩分	1.8 g

フライドチキン
鶏手羽50g

たんぱく質
9g

カロリー	161 kcal	脂質	12.2 g
糖質	2.2 g	塩分	0.3 g

チキンナゲット
鶏ひき肉100g

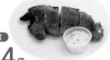

たんぱく質
19.8g

カロリー	245 kcal	脂質	14.7 g
糖質	5.5 g	塩分	0.7 g

タンドリーチキン
鶏もも80g

たんぱく質
14.7g

カロリー	200 kcal	脂質	12.4 g
糖質	4.5 g	塩分	1.2 g

鶏肉と野菜のトマト煮
鶏もも80g、じゃがいも60g、トマトホール缶
50g

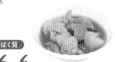

たんぱく質
16.6g

カロリー	310kcal	脂質	16.3 g
糖質	13 g	塩分	1.5 g

鶏のクリーム煮
鶏もも80g、しめじ35g、牛乳100g

たんぱく質
19.4g

カロリー	334kcal	脂質	23.2 g
糖質	9.9 g	塩分	1.1 g

チキンカツ
鶏もも100g

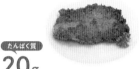

たんぱく質
20g

カロリー	403kcal	脂質	29.1 g
糖質	11.1 g	塩分	0.9 g

ささみのチーズフライ
鶏ささみ40g、チーズ10g

たんぱく質
13.2g

カロリー	157kcal	脂質	8.9 g
糖質	4.6 g	塩分	0.6 g

親子煮
鶏もも50g、玉ねぎ50g、たまご50g

たんぱく質
16.3g

カロリー	249kcal	脂質	14.8 g
糖質	9.4 g	塩分	1.8 g

筑前煮
鶏もも50g、たけのこ20g、生しいたけ30g

たんぱく質
12.3g

カロリー	241kcal	脂質	12.2 g
糖質	15.6 g	塩分	2.6 g

棒々鶏
鶏むね50g、きゅうり25g、レタス20g

たんぱく質
12.4g

カロリー	114kcal	脂質	4.6 g
糖質	3.7 g	塩分	1.1 g

鶏肉の甘酢あん
鶏もも70g、玉ねぎ20g、にんじん20g

たんぱく質
13.2g

カロリー	275kcal	脂質	12.2 g
糖質	24.9 g	塩分	1.5 g

クリームシチュー
鶏もも40g、じゃがいも50g、牛乳60g

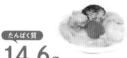

たんぱく質
14.6g

カロリー	295 kcal	脂質	15 g
糖質	18.5 g	塩分	0.9 g

ラムもも
70g

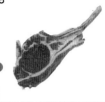

たんぱく質
14g

カロリー	139 kcal	脂質	8.4 g
糖質	0.2 g	塩分	0.1 g

ラムチョップ
ラムロース80g

たんぱく質
12.8g

カロリー	288 kcal	脂質	24.8 g
糖質	0.3 g	塩分	0.8 g

あいがも肉
10g

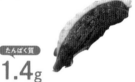

たんぱく質
1.4g

カロリー	33 kcal	脂質	2.9 g
糖質	0 g	塩分	0 g

まがも肉（皮なし）
7g

たんぱく質
1.7g

カロリー	9 kcal	脂質	0.2 g
糖質	0 g	塩分	0 g

くじら赤肉
100g

たんぱく質
24.1g

カロリー	106 kcal	脂質	0.4 g
糖質	0.2 g	塩分	0.2 g

くじら本皮
30g

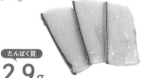

たんぱく質
2.9g

カロリー	207 kcal	脂質	20.6 g
糖質	0.1 g	塩分	0 g

さらしくじら
20g

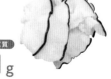

たんぱく質
1.1g

カロリー	6 kcal	脂質	0.2 g
糖質	0 g	塩分	0 g

主菜

魚介・魚介料理

まあじ
1尾120g（可食部54g）

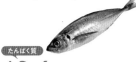

たんぱく質

10.6g

カロリー	68kcal	脂質	2.4g
糖質	0.1g	塩分	0.2g

あなご
1尾90g（可食部58.5g）

たんぱく質

10.1g

カロリー	94kcal	脂質	5.4g
糖質	Tr	塩分	0.2g

あゆ（天然）
1尾95g（可食部52.25g）

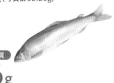

たんぱく質

9.6g

カロリー	52kcal	脂質	1.3g
糖質	0.1g	塩分	0.1g

いさき
1尾160g（可食部88g）

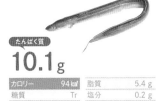

たんぱく質

15.1g

カロリー	112kcal	脂質	5g
糖質	0.1g	塩分	0.4g

まいわし
1尾（可食部60g）

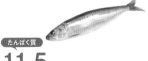

たんぱく質

11.5g

カロリー	101kcal	脂質	5.5g
糖質	0.1g	塩分	0.1g

きす
1尾110g（可食部49.5g）

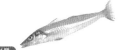

たんぱく質

9.2g

カロリー	40kcal	脂質	0.1g
糖質	0g	塩分	0.1g

きんめだい
80g

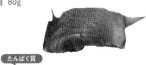

たんぱく質

14.2g

カロリー	128kcal	脂質	7.2g
糖質	0.1g	塩分	0.1g

ぎんざけ（養殖）
55g

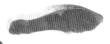

たんぱく質
10.8g

カロリー	112 kcal	脂質	7 g
糖質	0.2 g	塩分	0.1 g

べにざけ
65g

たんぱく質
14.6g

カロリー	90 kcal	脂質	2.9 g
糖質	0.1 g	塩分	0.1 g

まさば
100g

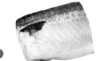

たんぱく質
20.6g

カロリー	247 kcal	脂質	16.8 g
糖質	0.3 g	塩分	0.3 g

さより
1尾30g（可食部18g）

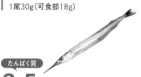

たんぱく質
3.5g

カロリー	17 kcal	脂質	0.2 g
糖質	Tr	塩分	0.1 g

さわら
90g

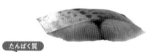

たんぱく質
18.1g

カロリー	159 kcal	脂質	8.7 g
糖質	0.1 g	塩分	0.2 g

さんま
1尾150g（可食部97.5g）

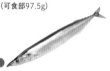

たんぱく質
17.6g

カロリー	310 kcal	脂質	25 g
糖質	0.1 g	塩分	0.4 g

すずき
1尾700g（可食部315g）

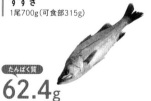

たんぱく質
62.4g

カロリー	387 kcal	脂質	13.2 g
糖質	Tr	塩分	0.6 g

まだい（養殖）
100g

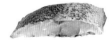

たんぱく質
20.9g

カロリー	177 kcal	脂質	9.4 g
糖質	0.1 g	塩分	0.1 g

たちうお
80g

たんぱく質
13.2g

カロリー	213 kcal	脂質	16.7 g
糖質	Tr	塩分	0.2 g

ひらめ(天然)
1尾150g(可食部90g)

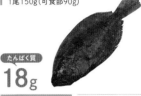

たんぱく質
18g

カロリー	93 kcal	脂質	1.8 g
糖質	Tr	塩分	0.1 g

ぶり
100g

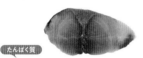

たんぱく質
21.4g

カロリー	257 kcal	脂質	17.6 g
糖質	0.3 g	塩分	0.1 g

くろまぐろ(天然)
30g

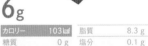

たんぱく質
6g

カロリー	103 kcal	脂質	8.3 g
糖質	0 g	塩分	0.1 g

まながつお
150g(可食部90g)

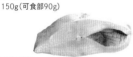

たんぱく質
15.4g

カロリー	158 kcal	脂質	9.8 g
糖質	Tr	塩分	0.4 g

むつ
1尾160g(可食部80g)

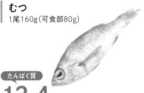

たんぱく質
13.4g

カロリー	151 kcal	脂質	10.1 g
糖質	Tr	塩分	0.2 g

めばる
1尾95g(可食部42.75g)

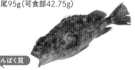

たんぱく質
7.7g

カロリー	47 kcal	脂質	1.5 g
糖質	Tr	塩分	0.1 g

甘えび
3尾30g(可食部10.5g)

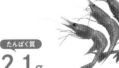

たんぱく質
2.1g

カロリー	10 kcal	脂質	0.2 g
糖質	0 g	塩分	0.1 g

主菜／魚介・魚介料理

くるまえび（養殖）
1尾25g（可食部11.25g）

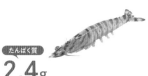

たんぱく質
2.4g

カロリー	11 kcal	脂質	0.1 g
糖質	Tr	塩分	0 g

大正えび
1尾10g（可食部4.5g）

たんぱく質
1g

カロリー	4 kcal	脂質	0 g
糖質	0 g	塩分	0 g

ブラックタイガー（養殖）
1尾20g（可食部17g）

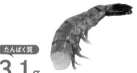

たんぱく質
3.1g

カロリー	14 kcal	脂質	0.1 g
糖質	0.1 g	塩分	0.1 g

毛がに（ゆで）
1杯315g（可食部126g）

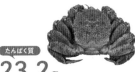

たんぱく質
23.2g

カロリー	105 kcal	脂質	0.6 g
糖質	0.3 g	塩分	0.8 g

ずわいがに（ゆで）
1杯470g（可食部211.5g）

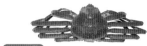

たんぱく質
31.7g

カロリー	146 kcal	脂質	1.3 g
糖質	0.2 g	塩分	1.3 g

たらばがに（ゆで）
1杯1780g（可食部712g）

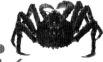

たんぱく質
124.6g

カロリー	634 kcal	脂質	10.7 g
糖質	2.1 g	塩分	5.7 g

あかいか
50g

たんぱく質
8.9g

カロリー	45 kcal	脂質	0.8 g
糖質	Tr	塩分	0.3 g

けんさきいか
1杯140g（可食部112g）

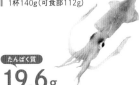

たんぱく質
19.6g

カロリー	94 kcal	脂質	1.1 g
糖質	0.1 g	塩分	0.6 g

こういか
1杯250g（可食部162.5g）

たんぱく質
24.2g

カロリー	122kcal	脂質	2.1 g
糖質	0.2 g	塩分	1.1 g

するめいか
1杯190g（可食部133g）

たんぱく質
23.8g

カロリー	110kcal	脂質	1.1 g
糖質	0.1 g	塩分	0.7 g

ほたるいか（ゆで）
4g

たんぱく質
0.7g

カロリー	4kcal	脂質	0.1 g
糖質	0 g	塩分	0 g

やりいか
1杯145g（可食部108.75g）

たんぱく質
19.1g

カロリー	92kcal	脂質	1.1 g
糖質	0.4 g	塩分	0.4 g

いいだこ
50g

たんぱく質
7.3g

カロリー	35kcal	脂質	0.4 g
糖質	0.1 g	塩分	0.3 g

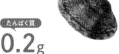

まだこ
1杯800g（可食部680g）

たんぱく質
111.5g

カロリー	517kcal	脂質	4.8 g
糖質	0.7 g	塩分	4.8 g

あさり
1個8g（可食部3.2g）

たんぱく質
0.2g

カロリー	1kcal	脂質	0 g
糖質	0 g	塩分	0.1 g

しじみ
20g（可食部5g）

たんぱく質
0.4g

カロリー	3kcal	脂質	0.1 g
糖質	0.2 g	塩分	0 g

はまぐり
100g（可食部40g）

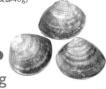

たんぱく質
2.4g

カロリー	16 kcal	脂質	0.2 g
糖質	0.7 g	塩分	0.8 g

生かき
20g

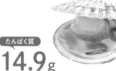

たんぱく質
1.4g

カロリー	14 kcal	脂質	0.4 g
糖質	1 g	塩分	0.2 g

かき水煮（養殖）
15g

たんぱく質
1.5g

カロリー	16 kcal	脂質	0.5 g
糖質	1.1 g	塩分	0.1 g

ほたてがい
220g（可食部110g）

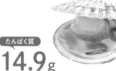

たんぱく質
14.9g

カロリー	79 kcal	脂質	1 g
糖質	1.6 g	塩分	0.9 g

あじの刺身
55g

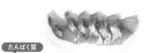

たんぱく質
10.8g

カロリー	68 kcal	脂質	2.3 g
糖質	0.1 g	塩分	0.2 g

かんぱちの刺身
55g

たんぱく質
11.6g

カロリー	71 kcal	脂質	2.3 g
糖質	0.1 g	塩分	0.1 g

サーモンの刺身
サーモン40g、大根20g

たんぱく質
8.1g

カロリー	100 kcal	脂質	6.6 g
糖質	0.6 g	塩分	0 g

しめさば
30g

たんぱく質
5.6g

カロリー	102 kcal	脂質	8.1 g
糖質	0.5 g	塩分	0.5 g

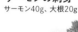

たいの刺身
50g

たんぱく質
10.2g

カロリー	70 kcal	脂質	2.8 g
糖質	0.1 g	塩分	0 g

まぐろの刺身
まぐろ40g、大根20g

たんぱく質
10.7g

カロリー	54 kcal	脂質	0.6 g
糖質	0.6 g	塩分	0 g

ねぎとろ
50g

たんぱく質
10.2g

カロリー	176 kcal	脂質	14.2 g
糖質	0.1 g	塩分	0.1 g

まぐろの山かけ
まぐろ60g、長いも50g

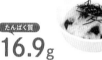

たんぱく質
16.9g

カロリー	116 kcal	脂質	1.6 g
糖質	7.3 g	塩分	0.8 g

かつおのたたき
80g

たんぱく質
20.2g

カロリー	138 kcal	脂質	5 g
糖質	1.3 g	塩分	0.1 g

たいのカルパッチョ
たい60g、クレソン20g

たんぱく質
13.1g

カロリー	115 kcal	脂質	6.2 g
糖質	0.3 g	塩分	0.2 g

サーモンマリネ
サーモン55g、玉ねぎ35g、きゅうり15g

たんぱく質
11.8g

カロリー	172 kcal	脂質	11.5 g
糖質	3.3 g	塩分	0.5 g

たこの刺身
60g

たんぱく質
13g

カロリー	59 kcal	脂質	0.4 g
糖質	0.1 g	塩分	0.4 g

いかそうめん
20g

たんぱく質
3.7g

カロリー	17kcal	脂質	0.1 g
糖質	0 g	塩分	0.1 g

いくら
30g

たんぱく質
9.8g

カロリー	82kcal	脂質	4.7 g
糖質	0.1 g	塩分	0.7 g

うに
20g

たんぱく質
3.2g

カロリー	24kcal	脂質	1 g
糖質	0.7 g	塩分	0.1 g

さんまの開き干し
84g

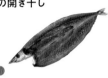

たんぱく質
16.2g

カロリー	219kcal	脂質	16 g
糖質	0.1 g	塩分	1.1 g

さんまのみりん干し
68g

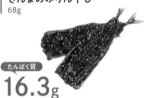

たんぱく質
16.3g

カロリー	278kcal	脂質	17.5 g
糖質	13.9 g	塩分	2.4 g

さんまの塩焼き
50g

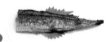

たんぱく質
9.1g

カロリー	159kcal	脂質	12.8 g
糖質	0 g	塩分	0.9 g

さけの塩焼き
60g

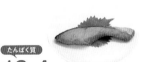

たんぱく質
13.4g

カロリー	80kcal	脂質	2.5 g
糖質	0 g	塩分	1.1 g

ほっけの塩焼き
ほっけ150g、大根30g

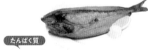

たんぱく質
31.1g

カロリー	277kcal	脂質	14.2 g
糖質	2 g	塩分	2.7 g

あじの開き
あじ90g、大根30g

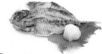

たんぱく質
12.3g

カロリー	107kcal	脂質	5.3 g
糖質	0.9 g	塩分	1 g

きんめだいの干物
111.2g

たんぱく質
19.6g

カロリー	176kcal	脂質	9.9 g
糖質	0.1 g	塩分	1.3 g

たらの一夜干し
50.78g

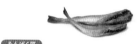

たんぱく質
7.1g

カロリー	34kcal	脂質	0.1 g
糖質	0.2 g	塩分	1.7 g

さばの干物
250g

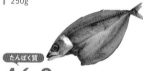

たんぱく質
46.8g

カロリー	870kcal	脂質	71.3 g
糖質	0.5 g	塩分	4.3 g

焼きさば
さば80g、大根30g

たんぱく質
16.6g

カロリー	203kcal	脂質	13.5 g
糖質	1 g	塩分	1 g

うなぎのかば焼き
190g

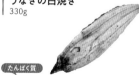

たんぱく質
43.7g

カロリー	557kcal	脂質	39.9 g
糖質	5.9 g	塩分	2.5 g

うなぎの白焼き
330g

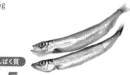

たんぱく質
68.3g

カロリー	1092kcal	脂質	85.1 g
糖質	0.3 g	塩分	1 g

からふとししゃも（生干し）
35g

たんぱく質
5.5g

カロリー	62kcal	脂質	4.1 g
糖質	0.2 g	塩分	0.5 g

はたはた（生干し）
45g

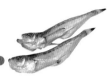

たんぱく質
3.8g

カロリー	38 kcal	脂質	2.3 g
糖質	Tr	塩分	0.3 g

ぶりの照り焼き
ぶり70g

たんぱく質
15.6g

カロリー	219 kcal	脂質	14.4 g
糖質	3.9 g	塩分	1.3 g

さけのホイル焼き
さけ70g、玉ねぎ15g、にんじん10g

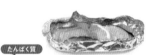

たんぱく質
16g

カロリー	143 kcal	脂質	4.5 g
糖質	3.3 g	塩分	1.2 g

舌びらめのムニエル
舌びらめ60g

たんぱく質
11.9g

カロリー	103 kcal	脂質	4.3 g
糖質	3.1 g	塩分	0.4 g

白身魚の香草パン粉焼き
たら70g

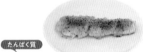

たんぱく質
14.2g

カロリー	160 kcal	脂質	9.2 g
糖質	3.6 g	塩分	0.8 g

白身魚のハーブ焼き
たら70g

たんぱく質
12.3g

カロリー	74 kcal	脂質	2.2 g
糖質	0.3 g	塩分	0.6 g

白身魚のピカタ
たら70g

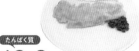

たんぱく質
13.3g

カロリー	107 kcal	脂質	4.3 g
糖質	2.4 g	塩分	0.7 g

さわらの煮つけ
さわら70g

たんぱく質
14.6g

カロリー	144 kcal	脂質	6.8 g
糖質	2.8 g	塩分	0.8 g

かれいの煮つけ
かれい100g

たんぱく質
20.3g

カロリー	135kcal	脂質	1.3 g
糖質	7.2 g	塩分	1.4 g

ぶり大根
ぶり60g、大根80g

たんぱく質
14.2g

カロリー	209kcal	脂質	10.6 g
糖質	9.8 g	塩分	1.7 g

さばのみそ煮
さば80g

たんぱく質
17.4g

カロリー	242kcal	脂質	13.8 g
糖質	6.8 g	塩分	1 g

いわしのしょうが煮
いわし60g

たんぱく質
12.5g

カロリー	138kcal	脂質	5.5 g
糖質	6.1 g	塩分	1.9 g

あじの南蛮漬け
あじ60g、玉ねぎ20g、にんじん10g

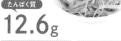

たんぱく質
12.6g

カロリー	151kcal	脂質	6.3 g
糖質	6.9 g	塩分	1.3 g

白身魚のチリソース
たら70g

たんぱく質
13.3g

カロリー	141kcal	脂質	4.8 g
糖質	9.4 g	塩分	1.2 g

白身魚の甘酢あん
たら70g、玉ねぎ20g

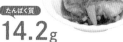

たんぱく質
14.2g

カロリー	224kcal	脂質	6.1 g
糖質	25.1 g	塩分	1.9 g

白身魚の中華あんかけ
たら70g、玉ねぎ30g

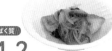

たんぱく質
14.2g

カロリー	162kcal	脂質	6.2 g
糖質	10.1 g	塩分	1.4 g

白身魚のトマト煮
まだい70g、トマトホール缶50g

たんぱく質
17.8g

カロリー	298 kcal	脂質	13.3 g
糖質	16 g	塩分	1.8 g

白身魚のホワイトソース煮
まだい60g、牛乳75g

たんぱく質
16.8g

カロリー	262 kcal	脂質	14.8 g
糖質	12.7 g	塩分	1.1 g

いわしのハンバーグ
いわし60g

たんぱく質
14g

カロリー	190 kcal	脂質	11.9 g
糖質	3.3 g	塩分	0.9 g

えびチリ
えび120g

たんぱく質
22.9g

カロリー	188 kcal	脂質	6.4 g
糖質	6.1 g	塩分	2.4 g

えびしゅうまい
えび60g、豚ひき肉25g、しゅうまいの皮20g

たんぱく質
17.4g

カロリー	216 kcal	脂質	5.8 g
糖質	20.9 g	塩分	1.3 g

えびマヨ
えび60g

たんぱく質
11.9g

カロリー	264 kcal	脂質	22.6 g
糖質	2.3 g	塩分	1 g

いかの中華五目ソテー
いか40g、玉ねぎ30g、生しいたけ20g

たんぱく質
9.4g

カロリー	155 kcal	脂質	8.4 g
糖質	7.3 g	塩分	1.2 g

ほたてのバターソテー
ほたて130g

たんぱく質
17.6g

カロリー	160 kcal	脂質	8.2 g
糖質	2.1 g	塩分	1.8 g

ブイヤベース
たら60g、えび40g、はまぐり20g

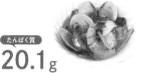

たんぱく質
20.1g

カロリー	165 kcal	脂質	4 g
糖質	5.8 g	塩分	1.3 g

シーフードと野菜のオイスター炒め
いか30g、えび40g、チンゲン菜40g

たんぱく質
14.6g

カロリー	194 kcal	脂質	9.8 g
糖質	7.9 g	塩分	2.2 g

シーフードグラタン
ほたて50g、えび40g、チーズ20g

たんぱく質
25.1g

カロリー	407 kcal	脂質	22.7 g
糖質	17.6 g	塩分	3.2 g

白身魚のフライ
たら60g

たんぱく質
12.8g

カロリー	207 kcal	脂質	14.3 g
糖質	5.2 g	塩分	0.8 g

あじフライ
あじ70g

たんぱく質
15.4g

カロリー	267 kcal	脂質	19.5 g
糖質	5.2 g	塩分	0.7 g

えびフライ
えび60g

たんぱく質
12.5g

カロリー	155 kcal	脂質	8.8 g
糖質	4.9 g	塩分	0.6 g

えびカツ
えび60g

たんぱく質
11.8g

カロリー	123 kcal	脂質	5.8 g
糖質	4.3 g	塩分	0.8 g

かにクリームコロッケ
かに40g

たんぱく質
14.4g

カロリー	452 kcal	脂質	31.5 g
糖質	24.2 g	塩分	2.1 g

いかリング
いか60g

たんぱく質
12.7g

カロリー	182kcal	脂質	10.5 g
糖質	7.8 g	塩分	0.7 g

かきフライ
かき85g

たんぱく質
8.9g

カロリー	383kcal	脂質	31.8 g
糖質	12.6 g	塩分	2.5 g

しらす
15g

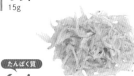

たんぱく質
6.1g

カロリー	31kcal	脂質	0.5 g
糖質	0.1 g	塩分	1 g

いりこ
10g

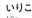

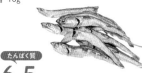

たんぱく質
6.5g

カロリー	33kcal	脂質	0.6 g
糖質	0 g	塩分	0.4 g

さくらえび素干し
5g

たんぱく質
3.2g

カロリー	16kcal	脂質	0.2 g
糖質	0 g	塩分	0.1 g

ちりめん山椒
17.3g

たんぱく質
4.7g

カロリー	33kcal	脂質	0.4 g
糖質	Tr	塩分	1.1 g

松前漬け
55.9g

たんぱく質
12.1g

カロリー	82kcal	脂質	1.1 g
糖質	1.6 g	塩分	2 g

辛子明太子
35g

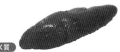

たんぱく質
7.3g

カロリー	44kcal	脂質	1.2 g
糖質	1 g	塩分	2 g

塩辛
15g

たんぱく質
2.3g

カロリー	18kcal	脂質	0.5 g
糖質	1 g	塩分	1 g

あさりの佃煮
10g

たんぱく質
2.1g

カロリー	23kcal	脂質	0.2 g
糖質	3 g	塩分	0.7 g

魚肉ソーセージ
75g

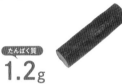

たんぱく質
8.6g

カロリー	121kcal	脂質	5.4 g
糖質	9.4 g	塩分	1.6 g

かに風味かまぼこ
10g

たんぱく質
1.2g

カロリー	9kcal	脂質	0.1 g
糖質	0.9 g	塩分	0.2 g

かまぼこ
10g

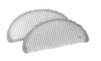

たんぱく質
1.2g

カロリー	10kcal	脂質	0.1 g
糖質	1 g	塩分	0.3 g

ちくわ
70g

たんぱく質
8.5g

カロリー	85kcal	脂質	1.4 g
糖質	9.4 g	塩分	1.5 g

つみれ
20g

たんぱく質
2.4g

カロリー	23kcal	脂質	0.9 g
糖質	1.3 g	塩分	0.3 g

なると
7g

たんぱく質
0.5g

カロリー	6kcal	脂質	0 g
糖質	0.8 g	塩分	0.1 g

■ はんぺん
80g

たんぱく質

7.9g

カロリー	75kcal	脂質	0.8 g
糖質	9.1 g	塩分	1.2 g

■ さつま揚げ
30g

たんぱく質

3.8g

カロリー	42kcal	脂質	1.1 g
糖質	4.2 g	塩分	0.6 g

■ じゃこ天
60g

たんぱく質

11.7g

カロリー	93kcal	脂質	2.2 g
糖質	6.3 g	塩分	1.8 g

■ 笹かまぼこ
60g

たんぱく質

7.2g

カロリー	57kcal	脂質	0.5 g
糖質	5.8 g	塩分	1.5 g

＼ ちょい足し調味料DATA ／

塩
30g

たんぱく質

0g

カロリー	0kcal
糖質	0 g
脂質	0 g
塩分	29.8 g

黒こしょう
1g

たんぱく質

0.1g

カロリー	4kcal
糖質	0.7 g
脂質	0.1 g
塩分	0 g

白こしょう
1g

たんぱく質

0.1g

カロリー	4kcal
糖質	0.7 g
脂質	0.1 g
塩分	0 g

からし
5g

たんぱく質

0.3g

カロリー	16kcal
糖質	2 g
脂質	0.7 g
塩分	0.4 g

マスタード
2.5g

たんぱく質

0.1g

カロリー	4kcal
糖質	0.3 g
脂質	0.3 g
塩分	0.1 g

おろししょうが
5g

たんぱく質

0g

カロリー	2kcal
糖質	0.4 g
脂質	0.1 g
塩分	0.1 g

わさび
2.5g

たんぱく質

0.1g

カロリー	7kcal
糖質	1 g
脂質	0.3 g
塩分	0.2 g

ゆずこしょう
1.08g

たんぱく質

0g

カロリー	1kcal
糖質	0 g
脂質	0 g
塩分	0.2 g

豆板醤
6g

たんぱく質

0.1g

カロリー	4kcal
糖質	0.1 g
脂質	0.1 g
塩分	1.1 g

たまご・たまご料理

たまご
50g

たんぱく質
6.2g

カロリー	78 kcal	脂質	5.3 g
糖質	0.2 g	塩分	0.2 g

ゆでたまご
50g

たんぱく質
6.5g

カロリー	78 kcal	脂質	5.2 g
糖質	0.1 g	塩分	0.2 g

目玉焼き
たまご50g

たんぱく質
6.2g

カロリー	96 kcal	脂質	7.3 g
糖質	0.2 g	塩分	0.5 g

ハムエッグ
たまご50g、ハム20g

たんぱく質
9.9g

カロリー	139 kcal	脂質	10.3 g
糖質	0.6 g	塩分	1 g

温泉たまご
たまご50g

たんぱく質
6.2g

カロリー	78 kcal	脂質	5.3 g
糖質	0.2 g	塩分	0.2 g

スクランブルエッグ
たまご50g

たんぱく質
6.6g

カロリー	130 kcal	脂質	9.7 g
糖質	2.7 g	塩分	0.7 g

ポーチドエッグ
たまご50g

たんぱく質
6.2g

カロリー	78 kcal	脂質	5.3 g
糖質	0.2 g	塩分	0.3 g

揚げたまご
たまご50g

たんぱく質
6.2g

カロリー	147kcal	脂質	12.9g
糖質	0.2g	塩分	0.2g

厚焼きたまご
60g

たんぱく質
6.5g

カロリー	91kcal	脂質	5.5g
糖質	3.8g	塩分	0.7g

だし巻きたまご
たまご50g

たんぱく質
6.5g

カロリー	127kcal	脂質	7.4g
糖質	7.2g	塩分	1.1g

オムレツ
たまご50g

たんぱく質
6.6g

カロリー	107kcal	脂質	7.2g
糖質	2.7g	塩分	0.8g

ミートオムレツ
たまご50g、牛ひき肉50g、玉ねぎ20g

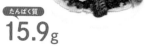

たんぱく質
15.9g

カロリー	298kcal	脂質	20.5g
糖質	8.5g	塩分	1.2g

伊達巻たまご
たまご40g、はんぺん15g

たんぱく質
6.3g

カロリー	109kcal	脂質	4.9g
糖質	7.8g	塩分	0.5g

たまご豆腐
120g

たんぱく質
7.9g

カロリー	97kcal	脂質	6g
糖質	2.6g	塩分	1.6g

茶碗蒸し
たまご30g、鶏むね15g、えび10g

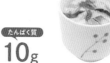

たんぱく質
10g

カロリー	91kcal	脂質	4.2g
糖質	2.4g	塩分	0.8g

スコッチエッグ
たまご50g、合いびき肉70g

たんぱく質
21.9g

カロリー	421 kcal	脂質	30.8 g
糖質	9.6 g	塩分	1 g

たまごとえびのマヨネーズ炒め
たまご50g、えび50g、ブロッコリー50g

たんぱく質
18.3g

カロリー	201 kcal	脂質	12.5 g
糖質	1.2 g	塩分	0.9 g

きくらげとたまご炒め
たまご50g、きくらげ(乾)1.5g

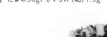

たんぱく質
9.3g

カロリー	178 kcal	脂質	13.1 g
糖質	2.1 g	塩分	1.8 g

たまごとニラの炒め物
たまご35g、ニラ25g

たんぱく質
5g

カロリー	106 kcal	脂質	8.6 g
糖質	0.7 g	塩分	0.9 g

かに玉
たまご80g、かに30g

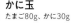

たんぱく質
16.8g

カロリー	328 kcal	脂質	23.8 g
糖質	7.9 g	塩分	2 g

うずらのたまご(水煮)
8g

たんぱく質
0.9g

カロリー	15 kcal	脂質	1.1 g
糖質	0 g	塩分	0 g

ピータン
65g

たんぱく質
8.9g

カロリー	139 kcal	脂質	10.7 g
糖質	0 g	塩分	1.3 g

大豆製品・大豆料理

大豆（水煮）
20g

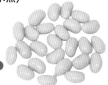

たんぱく質
2.6g

カロリー	28 kcal	脂質	1.3 g
糖質	0.1 g	塩分	0.1 g

きなこ
6g

15cc（大さじ1）

たんぱく質
2.2g

カロリー	27 kcal	脂質	1.5 g
糖質	0.6 g	塩分	0 g

木綿豆腐
400g

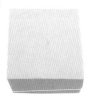

たんぱく質
28g

カロリー	320 kcal	脂質	19.6 g
糖質	1.6 g	塩分	0 g

絹ごし豆腐
400g

たんぱく質
21.2g

カロリー	248 kcal	脂質	14 g
糖質	4.4 g	塩分	0 g

島豆腐
300g

たんぱく質
27.3g

カロリー	318 kcal	脂質	21.6 g
糖質	0.6 g	塩分	1.2 g

厚揚げ
20g

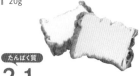

たんぱく質
2.1g

カロリー	30 kcal	脂質	2.3 g
糖質	0.1 g	塩分	0 g

油揚げ
70g

たんぱく質
16.4g

カロリー	287 kcal	脂質	24.1 g
糖質	0 g	塩分	0 g

納豆
50g

たんぱく質
8.3g

カロリー	100kcal	脂質	5 g
糖質	2.6 g	塩分	0 g

おから(生)
5g

15cc(大さじ1)

たんぱく質
0.3g

カロリー	6kcal	脂質	0.2 g
糖質	0.1 g	塩分	0 g

湯葉(生)
60g

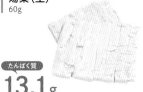

たんぱく質
13.1g

カロリー	139kcal	脂質	8.2 g
糖質	2 g	塩分	0 g

豆腐ちくわ
110g

たんぱく質
16.4g

カロリー	139kcal	脂質	4.8 g
糖質	6.5 g	塩分	2.1 g

冷奴
絹ごし豆腐100g

たんぱく質
5.7g

カロリー	65kcal	脂質	3.5 g
糖質	1.2 g	塩分	0 g

湯豆腐
絹ごし豆腐100g、しめじ10g

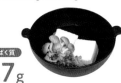

たんぱく質
5.7g

カロリー	65kcal	脂質	3.6 g
糖質	1.3 g	塩分	0 g

卯の花
おから35g、にんじん20g、ごぼう15g

たんぱく質
3.3g

カロリー	102kcal	脂質	3 g
糖質	10.2 g	塩分	0.9 g

がんもの含め煮
がんもどき75g、にんじん20g

たんぱく質
12.9g

カロリー	215kcal	脂質	13.4 g
糖質	7.5 g	塩分	1.8 g

主菜／大豆製品・大豆料理

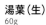

厚揚げ煮
厚揚げ60g

たんぱく質
7.4g

カロリー	142 kcal	脂質	6.8 g
糖質	8.8 g	塩分	1.4 g

大豆五目煮
大豆45g、にんじん20g、ごぼう15g

たんぱく質
7.1g

カロリー	113 kcal	脂質	3.1 g
糖質	10.1 g	塩分	1.6 g

揚げだし豆腐
木綿豆腐100g、大根20g

たんぱく質
7.8g

カロリー	176 kcal	脂質	10.9 g
糖質	8.3 g	塩分	0.9 g

豆腐田楽
木綿豆腐100g

たんぱく質
8g

カロリー	107 kcal	脂質	5.6 g
糖質	3.8 g	塩分	0.7 g

炒り豆腐
木綿豆腐75g、にんじん20g

たんぱく質
8.7g

カロリー	138 kcal	脂質	8.4 g
糖質	3.7 g	塩分	1.4 g

麻婆豆腐
木綿豆腐200g、豚ひき肉50g

たんぱく質
25.4g

カロリー	424 kcal	脂質	29.2 g
糖質	7.6 g	塩分	3.4 g

肉豆腐
木綿豆腐100g、牛かたロース50g

たんぱく質
16.8g

カロリー	288 kcal	脂質	19.2 g
糖質	6.5 g	塩分	1.9 g

豆腐ハンバーグ
木綿豆腐50g、鶏ひき肉50g

たんぱく質
17.3g

カロリー	331 kcal	脂質	20.3 g
糖質	15.8 g	塩分	1.3 g

豆腐グラタン
木綿豆腐100g、鶏ひき肉40g、牛乳65g

たんぱく質
20.4g

カロリー	308kcal	脂質	20.3 g
糖質	8 g	塩分	1.2 g

豆腐サラダ
絹ごし豆腐100g、トマト40g、レタス30g

たんぱく質
6.2g

カロリー	76kcal	脂質	3.6 g
糖質	3.2 g	塩分	0 g

豆腐とアボカドのサラダ
木綿豆腐50g、アボカド20g、トマト40g

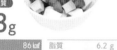

たんぱく質
4.3g

カロリー	86kcal	脂質	6.2 g
糖質	2.1 g	塩分	0 g

豆腐の中華ドレッシング
絹ごし豆腐100g、トマト30g

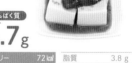

たんぱく質
5.7g

カロリー	72kcal	脂質	3.8 g
糖質	2.5 g	塩分	0.2 g

豆腐の梅肉とろろドレッシング
絹ごし豆腐100g、きゅうり10g

たんぱく質
5.6g

カロリー	122kcal	脂質	9.1 g
糖質	2.4 g	塩分	0.3 g

揚げ豆腐の野菜あんかけ
木綿豆腐100g、えび40g、玉ねぎ20g

たんぱく質
16g

カロリー	243kcal	脂質	13.7 g
糖質	10.9 g	塩分	1.1 g

豆腐とひき肉の重ね焼き
木綿豆腐100g、豚ひき肉50g

たんぱく質
18.4g

カロリー	285kcal	脂質	18.4 g
糖質	7.6 g	塩分	1.3 g

高野豆腐の含め煮
高野豆腐(乾)15g、にんじん20g、生しいたけ20g

たんぱく質
8.9g

カロリー	124kcal	脂質	5.2 g
糖質	9.6 g	塩分	2 g

高野豆腐のたまごとじ
高野豆腐(乾)15g、たまご25g、ほうれん草
15g

たんぱく質			
11.8g			
カロリー	146kcal	脂質	7.9 g
糖質	4.9 g	塩分	1.2 g

豆腐チャンプルー
木綿豆腐100g、豚ロース30g、もやし40g

たんぱく質			
13.8g			
カロリー	253kcal	脂質	14.6 g
糖質	11.5 g	塩分	0.7 g

焼き油揚げ
油揚げ100g、大根30g

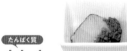

たんぱく質			
23.6g			
カロリー	416kcal	脂質	34.4 g
糖質	0 g	塩分	0 g

厚揚げの卸し煮
厚揚げ60g、大根20g

たんぱく質			
7.4g			
カロリー	145kcal	脂質	6.8 g
糖質	9.3 g	塩分	1.4 g

厚揚げのそぼろ煮
厚揚げ60g、鶏ひき肉20g

たんぱく質			
11.1g			
カロリー	194kcal	脂質	9.6 g
糖質	11 g	塩分	1.7 g

厚揚げと白菜のみそ煮
厚揚げ60g、白菜80g

たんぱく質			
9.5g			
カロリー	163kcal	脂質	7.5 g
糖質	11.1 g	塩分	2.5 g

野菜と厚揚げのみそ炒め
豚もも30g、厚揚げ40g、キャベツ60g

たんぱく質			
13.2g			
カロリー	259kcal	脂質	17.1 g
糖質	8.1 g	塩分	1.9 g

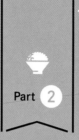

Part ②

主 食

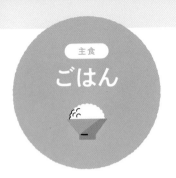

主食
ごはん

ごはん
150g

たんぱく質
3.8g

カロリー	252kcal	脂質	0.5 g
糖質	53.3 g	塩分	0 g

玄米ごはん
150g

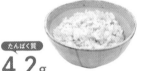

たんぱく質
4.2g

カロリー	248kcal	脂質	1.5 g
糖質	51.3 g	塩分	0 g

十穀米
ごはん110g、押し麦2g、五穀米10g

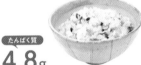

たんぱく質
4.8g

カロリー	236kcal	脂質	0.8 g
糖質	49.2 g	塩分	0 g

胚芽米
150g

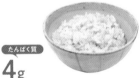

たんぱく質
4g

カロリー	251kcal	脂質	0.9 g
糖質	53.4 g	塩分	0 g

炊き込みごはん
ごはん115g、鶏もも15g、にんじん10g

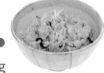

たんぱく質
6.1g

カロリー	229kcal	脂質	2.6 g
糖質	41.6 g	塩分	0.6 g

たけのこごはん
ごはん115g、たけのこ30g、にんじん10g

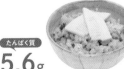

たんぱく質
5.6g

カロリー	223kcal	脂質	2.3 g
糖質	41.6 g	塩分	0.6 g

くりごはん
ごはん115g、くり30g

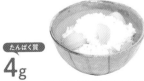

たんぱく質
4g

カロリー	238kcal	脂質	0.6 g
糖質	50 g	塩分	0.3 g

深川めし
ごはん120g、あさり20g

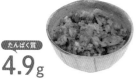

たんぱく質
4.9g

カロリー	211 kcal	脂質	0.6 g
糖質	43.3 g	塩分	1 g

大根めし
ごはん125g、大根15g、大根葉15g

たんぱく質
5.1g

カロリー	237 kcal	脂質	2.3 g
糖質	44.8 g	塩分	0.7 g

きのこごはん
ごはん120g、しめじ15g、生しいたけ10g

たんぱく質
4g

カロリー	211 kcal	脂質	0.5 g
糖質	43.5 g	塩分	0.3 g

豆ごはん
ごはん130g、グリンピース15g

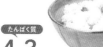

たんぱく質
4.3g

カロリー	237 kcal	脂質	0.5 g
糖質	47.7 g	塩分	0.9 g

いもごはん
ごはん120g、さつまいも30g

たんぱく質
3.4g

カロリー	242 kcal	脂質	0.4 g
糖質	51.7 g	塩分	0.6 g

釜めし
ごはん120g、鶏もも10g、きのこ11g

たんぱく質
5.6g

カロリー	239 kcal	脂質	2.5 g
糖質	43.6 g	塩分	0.6 g

鶏めし
ごはん120g、鶏もも20g

たんぱく質
6.7g

カロリー	274 kcal	脂質	4.6 g
糖質	45.3 g	塩分	1 g

たこめし
ごはん115g、たこ30g

たんぱく質
8.2g

カロリー	224 kcal	脂質	0.6 g
糖質	41.7 g	塩分	1 g

赤飯
150g

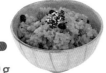

たんぱく質
6.5g

カロリー	286 kcal	脂質	1 g
糖質	60.5 g	塩分	0.5 g

中華おこわ
ごはん115g、豚もも20g

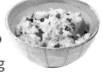

たんぱく質
8.2g

カロリー	256 kcal	脂質	3.5 g
糖質	43.6 g	塩分	0.7 g

山菜おこわ
ごはん125g、ぜんまい10g、わらび10g

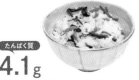

たんぱく質
4.1g

カロリー	221 kcal	脂質	0.5 g
糖質	45.3 g	塩分	1.6 g

お粥
150g

たんぱく質
1.6g

カロリー	107 kcal	脂質	0.1 g
糖質	23.5 g	塩分	0 g

中華粥
全粥150g、ザーサイ10g、たけのこ10g

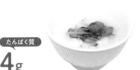

たんぱく質
4g

カロリー	140 kcal	脂質	2.8 g
糖質	23.3 g	塩分	1.5 g

ぞうすい
ごはん100g、鶏もも15g、たまご35g

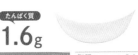

たんぱく質
10.5g

カロリー	282 kcal	脂質	6.2 g
糖質	40.4 g	塩分	1.7 g

のり茶漬け
ごはん160g、焼きのり0.1g

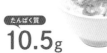
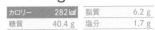
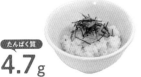

たんぱく質
4.7g

カロリー	288 kcal	脂質	0.6 g
糖質	60.6 g	塩分	2.3 g

さけ茶漬け
ごはん160g、さけ15g

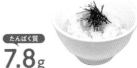

たんぱく質
7.8g

カロリー	292 kcal	脂質	1.1 g
糖質	57.3 g	塩分	0.4 g

漬物茶漬け
ごはん160g、梅干し10g、佃煮10g

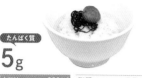

たんぱく質

5g

カロリー	292 kcal	脂質	0.7 g
糖質	60.4 g	塩分	2.6 g

おにぎり
100g

たんぱく質

2.7g

カロリー	169 kcal	脂質	0.3 g
糖質	35.6 g	塩分	0.2 g

カツ丼
ごはん250g、豚ロース80g、たまご50g

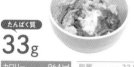

たんぱく質

33g

カロリー	964 kcal	脂質	33.5 g
糖質	112.4 g	塩分	3.6 g

天丼
ごはん250g、えび40g、きす20g

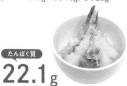

たんぱく質

22.1g

カロリー	770 kcal	脂質	17.6 g
糖質	118.6 g	塩分	3.8 g

天ぷら茶漬け
ごはん160g、えび15g、玉ねぎ25g

たんぱく質

10.2g

カロリー	524 kcal	脂質	17.7 g
糖質	72.9 g	塩分	0.2 g

親子丼
ごはん250g、鶏もも60g、たまご50g

たんぱく質

24.6g

カロリー	702 kcal	脂質	14.7 g
糖質	104.6 g	塩分	3 g

牛丼
ごはん250g、牛ロース70g、玉ねぎ50g

たんぱく質

20g

カロリー	770 kcal	脂質	21.7 g
糖質	107.2 g	塩分	3.9 g

中華丼
ごはん250g、白菜60g、いか25g

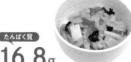

たんぱく質

16.8g

カロリー	683 kcal	脂質	18.2 g
糖質	101 g	塩分	1.4 g

主食／ごはん

豚丼
ごはん250g、豚ばら70g、玉ねぎ30g

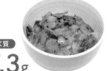

17.3g

カロリー	762 kcal	脂質	28.1 g
糖質	96.7 g	塩分	1.3 g

たまご丼
ごはん250g、たまご50g、玉ねぎ50g

たんぱく質
14.6g

カロリー	582 kcal	脂質	6.2 g
糖質	102.3 g	塩分	2.9 g

天津丼
ごはん250g、たまご75g、かに25g

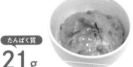

たんぱく質
21g

カロリー	704 kcal	脂質	21.9 g
糖質	94.3 g	塩分	1.4 g

海鮮丼
ごはん250g、かんぱち40g、いか20g、甘えび15g

たんぱく質
22.3g

カロリー	533 kcal	脂質	2.8 g
糖質	95 g	塩分	1.6 g

麻婆丼
ごはん250g、木綿豆腐100g、豚ひき肉40g

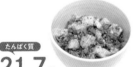

たんぱく質
21.7g

カロリー	677 kcal	脂質	18.6 g
糖質	93.2 g	塩分	1.9 g

そぼろ丼
ごはん250g、鶏ひき肉40g、たまご50g

たんぱく質
20.3g

カロリー	619 kcal	脂質	10.9 g
糖質	96.4 g	塩分	1.4 g

うな丼
ごはん250g、うなぎのかば焼き160g

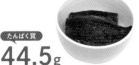

たんぱく質
44.5g

カロリー	971 kcal	脂質	34.4 g
糖質	109 g	塩分	4.7 g

かき揚げ丼
ごはん250g、えび15g、玉ねぎ25g

たんぱく質
14.2g

カロリー	735 kcal	脂質	17.9 g
糖質	114.5 g	塩分	3.7 g

牛カルビ丼
ごはん250g、牛ばら90g、玉ねぎ30g

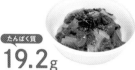

たんぱく質
19.2g

カロリー	922 kcal	脂質	43.5 g
糖質	97.2 g	塩分	1.3 g

ねぎとろ丼
ごはん250g、まぐろ80g

たんぱく質
27.3g

カロリー	552 kcal	脂質	2.6 g
糖質	95.1 g	塩分	1.4 g

主食／ごはん

チャーハン
ごはん200g、たまご30g、焼き豚30g

たんぱく質
15.8g

カロリー	567 kcal	脂質	19.4 g
糖質	74.2 g	塩分	3.1 g

レタスチャーハン
ごはん200g、たまご30g、レタス15g

たんぱく質
15.7g

カロリー	566 kcal	脂質	19.4 g
糖質	74.1 g	塩分	3.1 g

ピラフ
ごはん190g、えび25g、玉ねぎ10g

たんぱく質
12.1g

カロリー	381 kcal	脂質	5 g
糖質	67.8 g	塩分	1.1 g

リゾット
ごはん110g、玉ねぎ35g、トマトホール缶
50g

たんぱく質
6.8g

カロリー	316 kcal	脂質	10.3 g
糖質	43.6 g	塩分	1.5 g

ビーフカレー
ごはん230g、牛かたロース60g、玉ねぎ60g

たんぱく質
18.5g

カロリー	782 kcal	脂質	26.7 g
糖質	101.3 g	塩分	2.7 g

ポークカレー
ごはん230g、豚もも60g、玉ねぎ60g

たんぱく質
20.8g

カロリー	688 kcal	脂質	17.1 g
糖質	98.4 g	塩分	2.2 g

チキンカレー
ごはん230g、鶏手羽60g、玉ねぎ60g

たんぱく質
19.2g

カロリー	693kcal	脂質	18.4 g
糖質	98.3 g	塩分	2.3 g

野菜カレー
ごはん200g、なす25g、かぼちゃ25g

たんぱく質
8.7g

カロリー	617kcal	脂質	17.2 g
糖質	93.2 g	塩分	2.2 g

シーフードカレー
ごはん230g、えび20g、ほたて30g

たんぱく質
20g

カロリー	625kcal	脂質	10.5 g
糖質	98.9 g	塩分	2.5 g

ハヤシライス
ごはん230g、牛ロース60g、玉ねぎ60g

たんぱく質
17.6g

カロリー	713kcal	脂質	24.4 g
糖質	95.1 g	塩分	2.3 g

オムライス
ごはん200g、鶏もも30g、たまご75g

たんぱく質
20.4g

カロリー	700kcal	脂質	26 g
糖質	84.9 g	塩分	3.1 g

オムハヤシ
ごはん200g、牛かたロース30g、たまご75g

たんぱく質
21.3g

カロリー	823kcal	脂質	36.9 g
糖質	89.8 g	塩分	4.3 g

そばめし
ごはん100g、蒸し中華麺85g、豚ばら10g

たんぱく質
9g

カロリー	493kcal	脂質	14.7 g
糖質	73.2 g	塩分	2.1 g

ミートソースドリア
ごはん200g、牛ひき肉40g、トマトホール缶160g

たんぱく質
18.9g

カロリー	624kcal	脂質	17.3 g
糖質	80 g	塩分	2.2 g

チキンドリア
ごはん200g、鶏もも50g、チーズ10g

 たんぱく質
26.4g

カロリー	673 kcal	脂質	22.6 g
糖質	82 g	塩分	2.1 g

ドライカレー
ごはん230g、豚ひき肉40g、キャベツ55g

 たんぱく質
14.6g

カロリー	568 kcal	脂質	12 g
糖質	90.4 g	塩分	1.4 g

冷汁
ごはん150g、ソフト豆腐100g、あじの開き70g

 たんぱく質
25g

カロリー	478 kcal	脂質	12.9 g
糖質	57.8 g	塩分	2.2 g

石焼ビビンバ
ごはん250g、ぜんまい40g、ほうれん草40g

たんぱく質
13.7g

カロリー	576 kcal	脂質	9.8 g
糖質	95 g	塩分	2.3 g

ビビンバ
ごはん250g、ぜんまい40g、ほうれん草40g

たんぱく質
11g

カロリー	509 kcal	脂質	4 g
糖質	95 g	塩分	2.3 g

クッパ
ごはん100g、たまご25g、もやし20g

たんぱく質
9g

カロリー	244 kcal	脂質	3.9 g
糖質	37.8 g	塩分	2.5 g

カルビクッパ
ごはん100g、牛ばら40g、たまご25g

たんぱく質
14g

カロリー	421 kcal	脂質	20.4 g
糖質	38.2 g	塩分	3.1 g

主食／ごはん

パン

トースト
食パン60g（6枚切り1枚）

たんぱく質

5.3g

カロリー	156kcal	脂質	2.5 g
糖質	25.3 g	塩分	0.7 g

トースト（バター）
食パン60g、バター8g

たんぱく質

5.4g

カロリー	216kcal	脂質	8.9 g
糖質	25.4 g	塩分	0.9 g

トースト（マーガリン）
食パン60g、マーガリン8g

たんぱく質

5.4g

カロリー	218kcal	脂質	9.1 g
糖質	25.4 g	塩分	0.8 g

トースト（ジャム）
食パン60g、いちごジャム20g

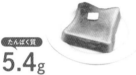

たんぱく質

5.4g

カロリー	207kcal	脂質	2.5 g
糖質	37.7 g	塩分	0.7 g

トースト（チーズ）
食パン60g、チーズ18g

たんぱく質

9.4g

カロリー	217kcal	脂質	7.1 g
糖質	25.6 g	塩分	1.2 g

トースト（はちみつ）
食パン60g、はちみつ20g

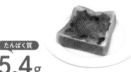

たんぱく質

5.4g

カロリー	217kcal	脂質	2.5 g
糖質	41.7 g	塩分	0.7 g

＼ 切り方の違う食パンDATA ／

トースト（4枚切り） 1枚90g

たんぱく質	**8g**	カロリー	234kcal	脂質	3.7 g
		糖質	38 g	塩分	1.1 g

トースト（5枚切り） 1枚70g

たんぱく質	**6.2g**	カロリー	182kcal	脂質	2.9 g
		糖質	29.6 g	塩分	0.8 g

トースト（8枚切り） 1枚45g

たんぱく質	**4g**	カロリー	117kcal	脂質	1.8 g
		糖質	19 g	塩分	0.5 g

フレンチトースト
食パン60g、たまご25g、メープルシロップ20g

たんぱく質
10.8g

カロリー	370 kcal	脂質	14.3 g
糖質	46.5 g	塩分	1 g

ピザトースト
食パン60g、トマトソース20g、チーズ20g

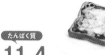

たんぱく質
11.4g

カロリー	275 kcal	脂質	11.1 g
糖質	28.7 g	塩分	1.5 g

サンドイッチ（ハムたまご）
食パン60g、たまご25g、ハム40g

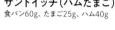

たんぱく質
16.4g

カロリー	378 kcal	脂質	21.2 g
糖質	26.6 g	塩分	2.1 g

カツサンド
食パン40g、豚ロース45g、キャベツ20g

たんぱく質
13.9g

カロリー	336 kcal	脂質	18.4 g
糖質	24.4 g	塩分	1.6 g

フランスパン
40g

たんぱく質
3.8g

カロリー	112 kcal	脂質	0.5 g
糖質	21.9 g	塩分	0.6 g

明太フランス
フランスパン80g、明太子12.5g

たんぱく質
10.2g

カロリー	282 kcal	脂質	6.1 g
糖質	44.2 g	塩分	2.1 g

バゲットサンド（えびアボカド）
フランスパン40g、えび20g、アボカド15g

たんぱく質
7.9g

カロリー	184 kcal	脂質	6.4 g
糖質	22.3 g	塩分	0.8 g

バゲットサンド（BLT）
フランスパン40g、ベーコン10g、トマト10g

たんぱく質
5.3g

カロリー	182 kcal	脂質	7.4 g
糖質	22.5 g	塩分	0.9 g

主食／パン

コッペパン
90g

たんぱく質
7.7g

カロリー	239kcal	脂質	3.4 g
糖質	42.4 g	塩分	1.2 g

ホットドッグ
コッペパン60g、レタス10g、ウインナー35g

たんぱく質
9.2g

カロリー	282kcal	脂質	13.6 g
糖質	29.2 g	塩分	1.4 g

ウインナーパン
コッペパン60g、ウインナー40g

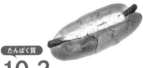

たんぱく質
10.2g

カロリー	381kcal	脂質	24 g
糖質	29.6 g	塩分	1.9 g

焼きそばパン
コッペパン40g、蒸し中華麺40g

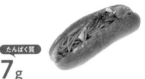

たんぱく質
7g

カロリー	260kcal	脂質	8.5 g
糖質	35.8 g	塩分	1.2 g

コロッケパン
コッペパン40g、コロッケ60g、キャベツ20g

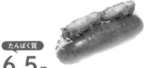

たんぱく質
6.5g

カロリー	282kcal	脂質	12.1 g
糖質	35.7 g	塩分	1.2 g

ライ麦パン
70g

たんぱく質
5.9g

カロリー	185kcal	脂質	1.5 g
糖質	33 g	塩分	0.8 g

ロールパン
30g

たんぱく質
3g

カロリー	95kcal	脂質	2.7 g
糖質	14 g	塩分	0.4 g

レーズンパン
30g

たんぱく質
2.5g

カロリー	81kcal	脂質	1.1 g
糖質	14.6 g	塩分	0.3 g

くるみパン
55g

たんぱく質
5.3g

カロリー	187 kcal	脂質	8.6 g
糖質	21.7 g	塩分	0.6 g

クロワッサン
45g

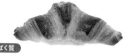

たんぱく質
3.6g

カロリー	202 kcal	脂質	12.1 g
糖質	19 g	塩分	0.5 g

イングリッシュマフィン
65g

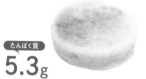

たんぱく質
5.3g

カロリー	148 kcal	脂質	2.3 g
糖質	25.7 g	塩分	0.8 g

ベーグル
90g

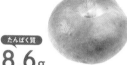

たんぱく質
8.6g

カロリー	248 kcal	脂質	1.8 g
糖質	46.8 g	塩分	1.1 g

ナン
90g

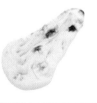

たんぱく質
9.3g

カロリー	236 kcal	脂質	3.1 g
糖質	41 g	塩分	1.2 g

カレーパン
120g

たんぱく質
7.9g

カロリー	385 kcal	脂質	22 g
糖質	36.9 g	塩分	1.4 g

コーンパン
コッペパン70g、コーン10g

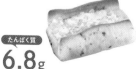

たんぱく質
6.8g

カロリー	358 kcal	脂質	20.6 g
糖質	34.6 g	塩分	1.4 g

ピザ
ピザ生地120g、トマトソース25g、チーズ
40g

たんぱく質
22.6g

カロリー	515 kcal	脂質	18 g
糖質	61.6 g	塩分	3 g

ピザ（魚介）
ピザ生地120g、いか40g、えび40g、チーズ40g

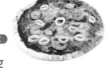

たんぱく質
35g

カロリー	534kcal	脂質	14.5 g
糖質	61.1 g	塩分	3.2 g

ピザ（野菜）
ピザ生地120g、アスパラガス40g、チーズ40g

たんぱく質
21.9g

カロリー	489kcal	脂質	14.2 g
糖質	63.9 g	塩分	2.9 g

ハンバーガー
バンズ50g、合いびき肉20g、レタス20g

たんぱく質
9.5g

カロリー	266kcal	脂質	11 g
糖質	29.9 g	塩分	1.4 g

チーズバーガー
バンズ50g、合いびき肉20g、チーズ10g

たんぱく質
11.8g

カロリー	300kcal	脂質	13.6 g
糖質	30.1 g	塩分	1.7 g

ベーコンチーズバーガー
バンズ50g、合いびき肉20g、ベーコン10g

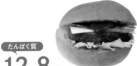

たんぱく質
12.8g

カロリー	331kcal	脂質	16.9 g
糖質	29.5 g	塩分	1.8 g

ベーコンレタスバーガー
バンズ50g、合いびき肉20g、レタス20g

たんぱく質
10.9g

カロリー	364kcal	脂質	22.4 g
糖質	27.6 g	塩分	1.6 g

フィッシュバーガー
バンズ50g、たら45g、レタス20g

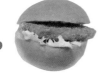

たんぱく質
15g

カロリー	340kcal	脂質	17.6 g
糖質	28 g	塩分	1.3 g

チキンバーガー
バンズ50g、鶏もも50g、レタス20g

たんぱく質
16.7g

カロリー	399kcal	脂質	22.4 g
糖質	29.9 g	塩分	1.6 g

照り焼きバーガー
バンズ50g、合いびき肉20g、レタス20g

たんぱく質
9.7g

| カロリー | 385 kcal | 脂質 | 25.3 g |
| 糖質 | 27.3 g | 塩分 | 1.6 g |

あんぱん
100g

たんぱく質
7.9g

| カロリー | 280 kcal | 脂質 | 5.3 g |
| 糖質 | 47.5 g | 塩分 | 0.7 g |

クリームパン
80g

たんぱく質
8.2g

| カロリー | 244 kcal | 脂質 | 8.7 g |
| 糖質 | 32.1 g | 塩分 | 0.7 g |

ジャムパン
90g

たんぱく質
5.9g

| カロリー | 267 kcal | 脂質 | 5.2 g |
| 糖質 | 47.5 g | 塩分 | 0.7 g |

チョココロネ
85g

たんぱく質
6g

| カロリー | 286 kcal | 脂質 | 13 g |
| 糖質 | 35.3 g | 塩分 | 0.8 g |

メロンパン
100g

たんぱく質
8g

| カロリー | 366 kcal | 脂質 | 10.5 g |
| 糖質 | 58.2 g | 塩分 | 0.5 g |

揚げパン
100g

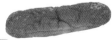

たんぱく質
8.7g

| カロリー | 377 kcal | 脂質 | 18.7 g |
| 糖質 | 41.7 g | 塩分 | 1.1 g |

マフィン
70g

たんぱく質
4.1g

| カロリー | 310 kcal | 脂質 | 17.8 g |
| 糖質 | 33 g | 塩分 | 0.4 g |

ドーナツ
60g

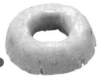

たんぱく質
4.3g

カロリー	225kcal	脂質	7 g
糖質	35.4 g	塩分	0.2 g

ホットケーキ
120g

たんぱく質
9.2g

カロリー	313kcal	脂質	6.5 g
糖質	52.9 g	塩分	0.8 g

＼ パンと一緒におぼえておきたいDATA ／

バター
8g

たんぱく質
0g

カロリー	60kcal
糖質	0 g
脂質	6.5 g
塩分	0.2 g

バター(食塩不使用)
8g

たんぱく質
0g

カロリー	61kcal
糖質	0 g
脂質	6.6 g
塩分	0 g

発酵バター
10g

たんぱく質
0.1g

カロリー	75kcal
糖質	0.4 g
脂質	8 g
塩分	0.1 g

マーガリン
12g

たんぱく質
0g

カロリー	92kcal
糖質	0.1 g
脂質	10 g
塩分	0.2 g

ピーナツバター
17g

たんぱく質
3.5g

カロリー	108kcal
糖質	2.9 g
脂質	8.6 g
塩分	0.2 g

はちみつ
21g

たんぱく質
0.1g

カロリー	64kcal
糖質	17.2 g
脂質	Tr
塩分	0 g

メープルシロップ
21g

たんぱく質
0g

カロリー	54kcal
糖質	13.9 g
脂質	0 g
塩分	0 g

point

もしトーストになにか塗りたいので
あれば、バターかチーズを乗せるの
がおすすめです。ジャムやハチミツ
よりも糖質が抑えられます。

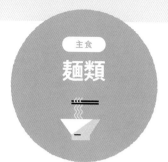

主食

麺類

うどん(生)
175g

たんぱく質
10.7g

カロリー	473kcal	脂質	1.1 g
糖質	97.3 g	塩分	4.4 g

干しうどん(乾)
180g

たんぱく質
15.3g

カロリー	626kcal	脂質	2 g
糖質	125.1 g	塩分	7.7 g

カップうどん
96g

たんぱく質
10.5g

カロリー	433kcal	脂質	19.3 g
糖質	52.5 g	塩分	6.6 g

かけうどん
ゆでうどん250g、かまぼこ10g

たんぱく質
9.7g

カロリー	312kcal	脂質	1.1 g
糖質	58.9 g	塩分	3.4 g

きつねうどん
ゆでうどん250g、油揚げ20g

たんぱく質
14.9g

カロリー	407kcal	脂質	8 g
糖質	62.2 g	塩分	4.1 g

たぬきうどん
ゆでうどん250g、かまぼこ10g

たんぱく質
10.9g

カロリー	406kcal	脂質	9.3 g
糖質	62.5 g	塩分	3.8 g

月見うどん
ゆでうどん250g、たまご50g

たんぱく質
16.1g

カロリー	386kcal	脂質	6.5 g
糖質	58.3 g	塩分	3.9 g

肉うどん
ゆでうどん250g、牛ばら50g

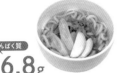

たんぱく質
16.8g

カロリー	545kcal	脂質	20.8 g
糖質	62.8 g	塩分	4.5 g

天ぷらうどん
ゆでうどん250g、えび20g

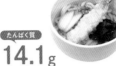

たんぱく質
14.1g

カロリー	360kcal	脂質	3.8 g
糖質	60.5 g	塩分	3.9 g

わかめうどん
ゆでうどん250g、乾燥わかめ1g

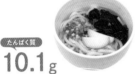

たんぱく質
10.1g

カロリー	309kcal	脂質	1.1 g
糖質	58.2 g	塩分	3.9 g

山菜うどん
ゆでうどん250g、わらび20g、なめこ10g

たんぱく質
10.5g

カロリー	314kcal	脂質	1.1 g
糖質	58.4 g	塩分	3.7 g

山かけうどん
ゆでうどん250g、長いも30g

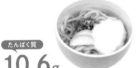

たんぱく質
10.6g

カロリー	327kcal	脂質	1.2 g
糖質	62 g	塩分	3.7 g

力うどん
ゆでうどん250g、もち50g

たんぱく質
12g

カロリー	425kcal	脂質	1.4 g
糖質	83.2 g	塩分	3.8 g

焼きうどん
ゆでうどん250g、豚ばら30g、キャベツ20g

たんぱく質
12.5g

カロリー	554kcal	脂質	27.7 g
糖質	54.9 g	塩分	3.5 g

冷やしうどん
ゆでうどん250g、めんつゆ60g

たんぱく質
8g

カロリー	290kcal	脂質	1 g
糖質	57.4 g	塩分	2.7 g

サラダうどん
ゆでうどん250g、鶏もも30g、たまご25g

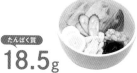

たんぱく質
18.5g

カロリー	405 kcal	脂質	5.2 g
糖質	64.3 g	塩分	4.4 g

カレーうどん
ゆでうどん250g、豚もも40g、じゃがいも30g

たんぱく質
19.3g

カロリー	489 kcal	脂質	6.1 g
糖質	74 g	塩分	4.8 g

釜玉うどん
ゆでうどん250g、たまご50g

たんぱく質
13.9g

カロリー	368 kcal	脂質	6.6 g
糖質	55.3 g	塩分	2.7 g

みそ煮込みうどん
ゆでうどん250g、ちくわ25g、たまご50g

たんぱく質
26.7g

カロリー	521 kcal	脂質	14 g
糖質	61.5 g	塩分	4.8 g

そば（生）
130g

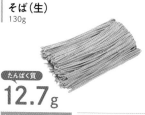

たんぱく質
12.7g

カロリー	356 kcal	脂質	2.5 g
糖質	67.3 g	塩分	0 g

干しそば（乾）
100g

たんぱく質
14g

カロリー	344 kcal	脂質	2.3 g
糖質	63 g	塩分	2.2 g

かけそば
ゆでそば230g、かまぼこ10g

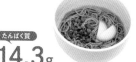

たんぱく質
14.3g

カロリー	353 kcal	脂質	2.4 g
糖質	62.2 g	塩分	2.7 g

ぶっかけそば
ゆでそば170g、長いも30g

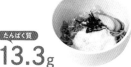

たんぱく質
13.3g

カロリー	367 kcal	脂質	9.6 g
糖質	53.1 g	塩分	3.7 g

冷やしそば
ゆでそば230g、めんつゆ43g

たんぱく質
12.1g

カロリー	324 kcal	脂質	2.3 g
糖質	59 g	塩分	1.4 g

きつねそば
ゆでそば230g、油揚げ40g

たんぱく質
20g

カロリー	441 kcal	脂質	8.2 g
糖質	65.4 g	塩分	3.3 g

たぬきそば
ゆでそば230g、かまぼこ10g

たんぱく質
15.3g

カロリー	428 kcal	脂質	9 g
糖質	64.9 g	塩分	3.1 g

月見そば
ゆでそば230g、たまご50g

たんぱく質
20.7g

カロリー	427 kcal	脂質	7.8 g
糖質	61.5 g	塩分	3.1 g

天ぷらそば
ゆでそば230g、えび20g

たんぱく質
19.3g

カロリー	421 kcal	脂質	6.4 g
糖質	64.6 g	塩分	3.1 g

わかめそば
ゆでそば230g、乾燥わかめ1g

たんぱく質
14.6g

カロリー	350 kcal	脂質	2.4 g
糖質	61.4 g	塩分	3.2 g

山菜そば
ゆでそば230g、わらび20g、なめこ10g

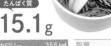

たんぱく質
15.1g

カロリー	355 kcal	脂質	2.4 g
糖質	61.6 g	塩分	2.9 g

山かけそば
ゆでそば230g、長いも30g

たんぱく質
15.1g

カロリー	368 kcal	脂質	2.5 g
糖質	65.2 g	塩分	2.9 g

鴨南蛮そば
ゆでそば230g、あいがも50g

たんぱく質
22g

カロリー	525kcal	脂質	16.9 g
糖質	63.1 g	塩分	3 g

なめこそば
ゆでそば230g、なめこ30g

たんぱく質
15g

カロリー	311kcal	脂質	1.8 g
糖質	54 g	塩分	3.2 g

そうめん・ひやむぎ（乾）
180g

たんぱく質
17.1g

カロリー	641kcal	脂質	2 g
糖質	126.4 g	塩分	6.8 g

そうめん
ゆでそうめん200g、めんつゆ70g

たんぱく質
8.7g

カロリー	287kcal	脂質	1 g
糖質	56 g	塩分	2.7 g

にゅうめん
ゆでそうめん150g、かまぼこ15g

たんぱく質
12.3g

カロリー	289kcal	脂質	4.3 g
糖質	44.8 g	塩分	3.4 g

きしめん
ゆできしめん250g、油揚げ10g、かまぼこ10g

たんぱく質
12.7g

カロリー	350kcal	脂質	4.6 g
糖質	57.9 g	塩分	3.7 g

中華麺（生）
100g

たんぱく質
8.6g

カロリー	281kcal	脂質	1.2 g
糖質	53.6 g	塩分	1 g

蒸し中華麺
150g

たんぱく質
7.9g

カロリー	297kcal	脂質	2.5 g
糖質	54.8 g	塩分	0.6 g

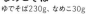

主食／麺類

干し中華麺（乾）
75g

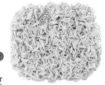

たんぱく質
7.9g

カロリー	274 kcal	脂質	1.2 g
糖質	52.6 g	塩分	1 g

即席中華麺（油揚げ）
90g

たんぱく質
9.1g

カロリー	412 kcal	脂質	17.2 g
糖質	53.1 g	塩分	5 g

即席中華麺（非油揚げ）
100g

たんぱく質
10.3g

カロリー	356 kcal	脂質	5.2 g
糖質	64.8 g	塩分	6.9 g

カップラーメン
80g

たんぱく質
8.6g

カロリー	358 kcal	脂質	15.8 g
糖質	43.7 g	塩分	5.5 g

しょうゆラーメン
ゆで中華麺230g、焼き豚20g、メンマ20g

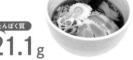

たんぱく質
21.1g

カロリー	457 kcal	脂質	7.2 g
糖質	68.4 g	塩分	5.4 g

チャーシュー麺
ゆで中華麺230g、焼き豚60g、メンマ20g

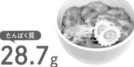

たんぱく質
28.7g

カロリー	525 kcal	脂質	10.4 g
糖質	70.5 g	塩分	6.3 g

塩ラーメン
ゆで中華麺230g、焼き豚30g、たまご25g

たんぱく質
24.7g

カロリー	493 kcal	脂質	10.6 g
糖質	66.2 g	塩分	5.4 g

とんこつラーメン
ゆで中華麺230g、焼き豚20g、もやし20g

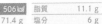

たんぱく質
20.2g

カロリー	506 kcal	脂質	11.1 g
糖質	71.4 g	塩分	6 g

みそラーメン
ゆで中華麺230g、焼き豚20g、もやし20g

たんぱく質
22.6g

カロリー	508 kcal	脂質	9.1 g
糖質	73.7 g	塩分	5.9 g

担々麺
ゆで中華麺230g、豚ひき肉40g、ほうれん草30g

たんぱく質
26.6g

カロリー	691 kcal	脂質	28 g
糖質	71 g	塩分	4.2 g

ワンタン麺
ゆで中華麺200g、ワンタン皮25g、豚ひき肉25g

たんぱく質
20.2g

カロリー	486 kcal	脂質	9.8 g
糖質	70.6 g	塩分	4.5 g

五目ラーメン
ゆで中華麺230g、いか35g、玉ねぎ50g

たんぱく質
22.8g

カロリー	534 kcal	脂質	13.3 g
糖質	71.2 g	塩分	4.8 g

タンメン
ゆで中華麺230g、キャベツ50g、もやし75g

たんぱく質
16.7g

カロリー	425 kcal	脂質	1.8 g
糖質	74.7 g	塩分	3.2 g

ソーキそば
ゆで沖縄そば200g、豚ばら25g

たんぱく質
17.6g

カロリー	450 kcal	脂質	10.6 g
糖質	61.2 g	塩分	4.1 g

つけ麺
ゆで中華麺230g、焼き豚30g、たまご50g

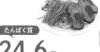

たんぱく質
24.6g

カロリー	490 kcal	脂質	9.1 g
糖質	68.5 g	塩分	2 g

冷やし中華
ゆで中華麺200g、トマト40g、きゅうり30g

たんぱく質
18.3g

カロリー	430 kcal	脂質	8.1 g
糖質	63.2 g	塩分	4 g

主食／麺類

ビーフン（乾）
75g

たんぱく質
5.3g

カロリー	283kcal	脂質	1.2 g
糖質	59.2 g	塩分	0 g

焼きビーフン
ビーフン40g、豚ばら50g、たけのこ20g

たんぱく質
12.2g

カロリー	480kcal	脂質	30.2 g
糖質	33.5 g	塩分	2.3 g

ジャージャー麺
ゆで中華麺230g、豚ひき肉70g、きゅうり50g

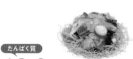

たんぱく質
26.5g

カロリー	642kcal	脂質	21.6 g
糖質	75.1 g	塩分	3.2 g

ちゃんぽん
ゆで中華麺230g、豚もも25g、キャベツ30g

たんぱく質
29.1g

カロリー	588kcal	脂質	16.4 g
糖質	69 g	塩分	6.2 g

皿うどん
蒸し中華麺115g、白菜30g、豚ばら20g

たんぱく質
13.9g

カロリー	654kcal	脂質	39.9 g
糖質	49.1 g	塩分	2.9 g

韓国風冷麺
麺165g、牛ばら40g、キムチ30g

たんぱく質
8.3g

カロリー	385kcal	脂質	18.5 g
糖質	41.4 g	塩分	4 g

カップ焼きそば
120g

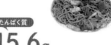

たんぱく質
10.1g

カロリー	523kcal	脂質	22.7 g
糖質	66.8 g	塩分	4.6 g

焼きそば
蒸し中華麺150g、豚ロース30g、キャベツ50g

たんぱく質
15.6g

カロリー	563kcal	脂質	22.5 g
糖質	65.6 g	塩分	3.2 g

塩焼きそば
蒸し中華麺150g、豚ばら30g、キャベツ50g

たんぱく質
19.9g

カロリー	618 kcal	脂質	29.9 g
糖質	58.3 g	塩分	2.3 g

海鮮あんかけ焼きそば
蒸し中華麺150g、いか20g、えび10g

たんぱく質
16.3g

カロリー	530 kcal	脂質	18.2 g
糖質	66.5 g	塩分	2 g

スパゲッティ（乾）
100g

たんぱく質
12.9g

カロリー	378 kcal	脂質	1.8 g
糖質	67.7 g	塩分	0 g

スパゲッティ（ゆで）
220g

たんぱく質
12.8g

カロリー	367 kcal	脂質	2 g
糖質	64.2 g	塩分	2.6 g

生パスタ
130g

たんぱく質
10.1g

カロリー	321 kcal	脂質	2.5 g
糖質	59 g	塩分	1.6 g

トマトソースパスタ
ゆでスパゲッティ220g、トマトホール缶100g、玉ねぎ25g

たんぱく質
14.1g

カロリー	455 kcal	脂質	8.2 g
糖質	69.6 g	塩分	3.6 g

ミートソーススパゲッティ
ゆでスパゲッティ220g、牛ひき肉50g、トマトホール缶200g

たんぱく質
23.7g

カロリー	700 kcal	脂質	23.1 g
糖質	74.7 g	塩分	4.6 g

ナポリタン
ゆでスパゲッティ220g、玉ねぎ30g、ウインナー30g

たんぱく質
17.6g

カロリー	641 kcal	脂質	24.7 g
糖質	75 g	塩分	5.3 g

主食／麺類

和風きのこパスタ
ゆでスパゲッティ220g、しめじ30g、えのき25g

たんぱく質

16g

カロリー	557kcal	脂質	20 g
糖質	67.2 g	塩分	4.5 g

カルボナーラ
ゆでスパゲッティ220g、ベーコン30g、チーズ12.5g

たんぱく質

24.8g

カロリー	789kcal	脂質	42.1 g
糖質	65.4 g	塩分	4.4 g

ボンゴレ・ビアンコ
ゆでスパゲッティ220g、あさり60g

たんぱく質

16.6g

カロリー	558kcal	脂質	14.6 g
糖質	66.6 g	塩分	4.5 g

明太子クリームパスタ
ゆでスパゲッティ220g、明太子40g

たんぱく質

24.4g

カロリー	724kcal	脂質	33.6 g
糖質	70.6 g	塩分	5.5 g

サーモンのクリームパスタ
ゆでスパゲッティ220g、さけ60g、玉ねぎ50g

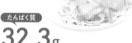

たんぱく質

32.3g

カロリー	632kcal	脂質	15.4 g
糖質	78.7 g	塩分	4.1 g

ペスカトーレ
ゆでスパゲッティ220g、いか30g、トマトホール缶100g

たんぱく質

23.1g

カロリー	602kcal	脂質	20 g
糖質	69.8 g	塩分	4.6 g

冷製トマトソースパスタ
ゆでスパゲッティ220g、トマトホール缶100g

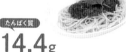

たんぱく質

14.4g

カロリー	451kcal	脂質	7.6 g
糖質	69.7 g	塩分	3.7 g

たらこ和風パスタ
ゆでスパゲッティ220g、たらこ80g

たんぱく質

32.9g

カロリー	603kcal	脂質	16.6 g
糖質	66.1 g	塩分	7.7 g

ペペロンチーノ
ゆでスパゲッティ220g

たんぱく質
13g

カロリー	464kcal	脂質	12 g
糖質	64.8 g	塩分	3.6 g

ペンネ・アラビアータ
ゆでペンネ220g、玉ねぎ25g

たんぱく質
11.6g

カロリー	422kcal	脂質	13.9 g
糖質	53.4 g	塩分	2.6 g

ラザニア
ラザニア用（麺）100g、牛ひき肉50g、トマト
ホール缶200g

たんぱく質
26g

カロリー	630kcal	脂質	28.1 g
糖質	48.6 g	塩分	4.6 g

マカロニグラタン
マカロニ75g、牛乳100g、チーズ20g

たんぱく質
17.8g

カロリー	382kcal	脂質	17.7 g
糖質	32.9 g	塩分	3 g

おぼえておきたい代表的な油脂DATA

ごま油
12g
たんぱく質 0g

カロリー	111kcal	脂質	12 g
糖質	0 g	塩分	0 g

米ぬか油
12g
たんぱく質 0g

カロリー	111kcal	脂質	12 g
糖質	0 g	塩分	0 g

サフラワー油
ハイオレイック
12g
たんぱく質 0g

カロリー	111kcal	脂質	12 g
糖質	0 g	塩分	0 g

大豆油
12g
たんぱく質 0g

カロリー	111kcal	脂質	12 g
糖質	0 g	塩分	0 g

サラダ油
12g
たんぱく質 0g

カロリー	111kcal	脂質	12 g
糖質	0 g	塩分	0 g

とうもろこし油
12g
たんぱく質 0g

カロリー	111kcal	脂質	12 g
糖質	0 g	塩分	0 g

ひまわり油
12g
たんぱく質 0g

カロリー	111kcal	脂質	12 g
糖質	0 g	塩分	0 g

綿実油
12g
たんぱく質 0g

カロリー	111kcal	脂質	12 g
糖質	0 g	塩分	0 g

やし油
12g
たんぱく質 0g

カロリー	111kcal	脂質	12 g
糖質	0 g	塩分	0 g

ピーナツ油
12g
たんぱく質 0g

カロリー	111kcal	脂質	12 g
糖質	0 g	塩分	0 g

オリーブオイル
12g
たんぱく質 0g

カロリー	111kcal	脂質	12 g
糖質	0 g	塩分	0 g

えごま油
12g
たんぱく質 0g

カロリー	111kcal	脂質	12 g
糖質	0 g	塩分	0 g

アマニ油
12g
たんぱく質 0g

カロリー	111kcal	脂質	12 g
糖質	0 g	塩分	0 g

牛脂
10g
たんぱく質 0g

カロリー	94kcal	脂質	10 g
糖質	0 g	塩分	0 g

ラード
12g
たんぱく質 0g

カロリー	113kcal	脂質	12 g
糖質	0 g	塩分	0 g

そのほかの主食

もち
50g

たんぱく質

2g

カロリー	117kcal	脂質	0.3 g
糖質	25.1 g	塩分	0 g

お雑煮
もち50g、鶏もも30g、小松菜20g

たんぱく質

8.8g

カロリー	195kcal	脂質	4.7 g
糖質	27.1 g	塩分	2.3 g

もちの磯辺焼き
もち100g

たんぱく質

5.2g

カロリー	244kcal	脂質	0.6 g
糖質	51.3 g	塩分	1.7 g

アマランサス 玄穀
15g

たんぱく質

1.9g

カロリー	54kcal	脂質	0.9 g
糖質	8.6 g	塩分	0 g

あわ 精白粒
20g

たんぱく質

2.2g

カロリー	73kcal	脂質	0.9 g
糖質	13.2 g	塩分	0 g

押し麦（七分つき）
10g

たんぱく質

1.1g

カロリー	34kcal	脂質	0.2 g
糖質	6.2 g	塩分	0 g

押し麦
30g

たんぱく質

2g

カロリー	104kcal	脂質	0.5 g
糖質	19.8 g	塩分	0 g

きび 精白粒
15g

たんぱく質
1.7g

カロリー	54kcal	脂質	0.5 g
糖質	10.4 g	塩分	0 g

オートミール
10g

たんぱく質
1.4g

カロリー	38kcal	脂質	0.6 g
糖質	6 g	塩分	0 g

シリアル
30g

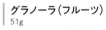

たんぱく質
2.3g

カロリー	114kcal	脂質	0.5 g
糖質	24.4 g	塩分	0.6 g

グラノーラ（フルーツ）
51g

たんぱく質
4g

カロリー	212kcal	脂質	7.5 g
糖質	31.4 g	塩分	0 g

生ふ
30g

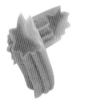

たんぱく質
3.8g

カロリー	49kcal	脂質	0.2 g
糖質	7.8 g	塩分	0 g

焼きふ 板ふ
15g

たんぱく質
3.8g

カロリー	57kcal	脂質	0.5 g
糖質	8 g	塩分	0.1 g

焼きふ 車ふ
10g

たんぱく質
3g

カロリー	39kcal	脂質	0.3 g
糖質	5.1 g	塩分	0 g

きりたんぽ
きりたんぽ70g、みそだれ10.5g

たんぱく質
3.2g

カロリー	180kcal	脂質	2.3 g
糖質	34.7 g	塩分	0.4 g

主食／そのほかの主食

お好み焼き（肉）
小麦粉60g、豚ばら60g、キャベツ100g

たんぱく質
25.7g

| カロリー | 604 kcal | 脂質 | 29.2 g |
| 糖質 | 52.8 g | 塩分 | 3.6 g |

お好み焼き（魚介）
小麦粉60g、いか20g、えび30g

たんぱく質
26.3g

| カロリー | 409 kcal | 脂質 | 8.2 g |
| 糖質 | 52.8 g | 塩分 | 3.8 g |

広島風お好み焼き
小麦粉30g、蒸し中華麺75g、豚ばら50g

たんぱく質
16.8g

| カロリー | 590 kcal | 脂質 | 26.7 g |
| 糖質 | 62.8 g | 塩分 | 3.6 g |

モダン焼き（肉）
小麦粉60g、蒸し中華麺75g、豚ばら50g

たんぱく質
28.4g

| カロリー | 784 kcal | 脂質 | 32.7 g |
| 糖質 | 84.2 g | 塩分 | 4.6 g |

モダン焼き（魚介）
小麦粉60g、蒸し中華麺75g、いか20g、えび30g

たんぱく質
30.4g

| カロリー | 624 kcal | 脂質 | 15.3 g |
| 糖質 | 83.1 g | 塩分 | 4.9 g |

もんじゃ焼き（肉）
小麦粉30g、合いびき肉20g、キャベツ100g

たんぱく質
12.5g

| カロリー | 331 kcal | 脂質 | 15.7 g |
| 糖質 | 31.4 g | 塩分 | 3.6 g |

もんじゃ焼き（魚介）
小麦粉30g、ほたて30g、えび20g

たんぱく質
22g

| カロリー | 297 kcal | 脂質 | 7.6 g |
| 糖質 | 32 g | 塩分 | 4.7 g |

たこ焼き
小麦粉50g、たこ50g、キャベツ50g

たんぱく質
20.6g

| カロリー | 367 kcal | 脂質 | 9 g |
| 糖質 | 45.5 g | 塩分 | 2.4 g |

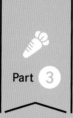

Part 3

副　菜

あさつき
28g

たんぱく質
1.2g

カロリー	9 kcal	脂質	0.1 g
糖質	0.7 g	塩分	0 g

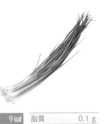

青ねぎ
5g

たんぱく質
0.1g

カロリー	2 kcal	脂質	0 g
糖質	0.1 g	塩分	0 g

あしたば
40g

たんぱく質
1.3g

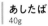

カロリー	13 kcal	脂質	0 g
糖質	0.5 g	塩分	0.1 g

アスパラガス
15g

たんぱく質
0.4g

カロリー	3 kcal	脂質	0 g
糖質	0.3 g	塩分	0 g

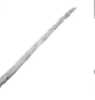

小松菜
55g

たんぱく質
0.7g

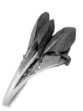

カロリー	7 kcal	脂質	0.1 g
糖質	0.2 g	塩分	0 g

春菊
35g

たんぱく質
0.8g

カロリー	8 kcal	脂質	0.1 g
糖質	0.3 g	塩分	0.1 g

ほうれん草
50g

たんぱく質
1g

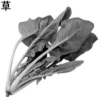

カロリー	9 kcal	脂質	0.2 g
糖質	0.1 g	塩分	0 g

チンゲン菜（ゆで）
130g

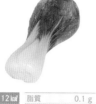

たんぱく質
0.9g

カロリー	12 kcal	脂質	0.1 g
糖質	0.9 g	塩分	0.1 g

ニラ
95g

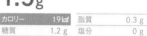

たんぱく質
1.5g

カロリー	19 kcal	脂質	0.3 g
糖質	1.2 g	塩分	0 g

水菜
80g

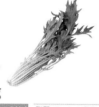

たんぱく質
1.5g

カロリー	16 kcal	脂質	0.1 g
糖質	1.3 g	塩分	0.1 g

ブロッコリー
18g

たんぱく質
1g

カロリー	7 kcal	脂質	0.1 g
糖質	0.3 g	塩分	0 g

ルッコラ
10g

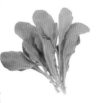

たんぱく質
0.2g

カロリー	2 kcal	脂質	0 g
糖質	0 g	塩分	0 g

オクラ
10g

たんぱく質
0.2g

カロリー	3 kcal	脂質	0 g
糖質	0.2 g	塩分	0 g

かぼちゃ
60g

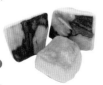

たんぱく質
1.1g

カロリー	55 kcal	脂質	0.2 g
糖質	10.3 g	塩分	0 g

ししとう
6g

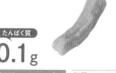

たんぱく質
0.1g

カロリー	2 kcal	脂質	0 g
糖質	0.1 g	塩分	0 g

副菜・野菜・野菜料理

115

トマト
25g

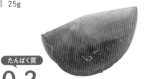

たんぱく質
0.2g

カロリー	5 kcal	脂質	0 g
糖質	0.9 g	塩分	0 g

ミニトマト
17g

たんぱく質
0.2g

カロリー	5 kcal	脂質	0 g
糖質	1 g	塩分	0 g

ピーマン
30g

たんぱく質
0.2g

カロリー	6 kcal	脂質	0.1 g
糖質	0.7 g	塩分	0 g

パプリカ
120g

たんぱく質
1.1g

カロリー	32 kcal	脂質	0.2 g
糖質	6.1 g	塩分	0 g

にんじん
30g

たんぱく質
0.2g

カロリー	11 kcal	脂質	0 g
糖質	1.9 g	塩分	0 g

キャベツ
860g

たんぱく質
9.5g

カロリー	168 kcal	脂質	1.5 g
糖質	24.8 g	塩分	0 g

セロリ
120g

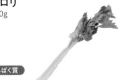

たんぱく質
0.3g

カロリー	12 kcal	脂質	0.1 g
糖質	1.6 g	塩分	0.1 g

白菜
520g

たんぱく質
3.9g

カロリー	68 kcal	脂質	0.5 g
糖質	9.2 g	塩分	0 g

レタス
110g

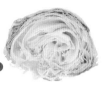

たんぱく質
0.6g

カロリー	13kcal	脂質	0.1 g
糖質	1.8 g	塩分	0 g

サンチュ
5g

たんぱく質
0.1g

カロリー	1kcal	脂質	0 g
糖質	0 g	塩分	0 g

カリフラワー
20g

たんぱく質
0.6g

カロリー	5kcal	脂質	0 g
糖質	0.4 g	塩分	0 g

たけのこ
270g

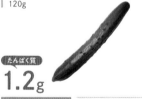

たんぱく質
4.9g

カロリー	35kcal	脂質	0.3 g
糖質	2 g	塩分	0 g

きゅうり
120g

たんぱく質
1.2g

カロリー	16kcal	脂質	0.1 g
糖質	2.2 g	塩分	0 g

ズッキーニ
127g

たんぱく質
1.6g

カロリー	17kcal	脂質	0.1 g
糖質	1.8 g	塩分	0 g

なす
160g

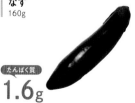

たんぱく質
1.6g

カロリー	32kcal	脂質	0.1 g
糖質	4.1 g	塩分	0 g

ゴーヤ
20g

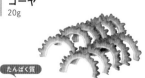

たんぱく質
0.2g

カロリー	3kcal	脂質	0 g
糖質	0.3 g	塩分	0 g

副菜／野菜・野菜料理

117

とうもろこし
240g

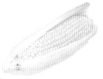

たんぱく質
4.3g

カロリー	110kcal	脂質	2 g
糖質	16.6 g	塩分	0 g

かぶ
80g

たんぱく質
0.5g

カロリー	17kcal	脂質	0.1 g
糖質	2.7 g	塩分	0 g

ごぼう
215g

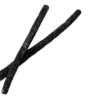

たんぱく質
3.5g

カロリー	126kcal	脂質	0.2 g
糖質	18.8 g	塩分	0 g

大根（皮つき）
120g

たんぱく質
0.5g

カロリー	19kcal	脂質	0.1 g
糖質	2.9 g	塩分	0 g

玉ねぎ
200g

たんぱく質
1.9g

カロリー	66kcal	脂質	0.2 g
糖質	13 g	塩分	0 g

ラディッシュ
12g

たんぱく質
0.1g

カロリー	1kcal	脂質	0 g
糖質	0.2 g	塩分	0 g

れんこん
200g

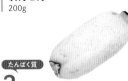

たんぱく質
3g

カロリー	106kcal	脂質	0.2 g
糖質	21.6 g	塩分	0.2 g

もやし
50g

たんぱく質
0.8g

カロリー	7kcal	脂質	0 g
糖質	0.7 g	塩分	0 g

いんげん
7g

たんぱく質
0.1g

カロリー	2 kcal	脂質	0 g
糖質	0.2 g	塩分	0 g

えだ豆（さやつき）
50g

たんぱく質
3.2g

カロリー	37 kcal	脂質	1.7 g
糖質	1 g	塩分	0 g

絹さや
2g

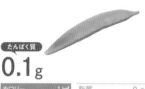

たんぱく質
0.1g

カロリー	1 kcal	脂質	0 g
糖質	0 g	塩分	0 g

グリンピース
5g

たんぱく質
0.3g

カロリー	5 kcal	脂質	0 g
糖質	0.4 g	塩分	0 g

スナップえんどう
8g

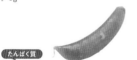

たんぱく質
0.2g

カロリー	3 kcal	脂質	0 g
糖質	0.6 g	塩分	0 g

そら豆（未熟豆）
5g

たんぱく質
0.4g

カロリー	4 kcal	脂質	0 g
糖質	0.5 g	塩分	0 g

ひよこ豆（ゆで）
12g

たんぱく質
1.1g

カロリー	21 kcal	脂質	0.3 g
糖質	1.9 g	塩分	0 g

かいわれ大根
10g

たんぱく質
0.2g

カロリー	2 kcal	脂質	0.1 g
糖質	0.1 g	塩分	0 g

副菜／野菜・野菜料理

豆苗
30g

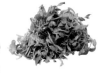

たんぱく質
1.1 g

カロリー	8 kcal	脂質	0.1 g
糖質	0.2 g	塩分	0 g

くずきり(乾)
30g

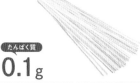

たんぱく質
0.1 g

カロリー	107 kcal	脂質	0.1 g
糖質	26 g	塩分	0 g

緑豆春雨(乾)
10g

たんぱく質
0 g

カロリー	36 kcal	脂質	0 g
糖質	8.4 g	塩分	0 g

しそ
1g

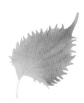

たんぱく質
0 g

カロリー	0 kcal	脂質	0 g
糖質	0 g	塩分	0 g

しょうが
15g

たんぱく質
0.1 g

カロリー	4 kcal	脂質	0 g
糖質	0.5 g	塩分	0 g

にんにく
8g

たんぱく質
0.5 g

カロリー	11 kcal	脂質	0.1 g
糖質	1.7 g	塩分	0 g

ぎんなん(ゆで)
10g

たんぱく質
0.5 g

カロリー	17 kcal	脂質	0.1 g
糖質	3.4 g	塩分	0 g

日本ぐり(ゆで)
13g

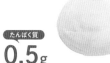

たんぱく質
0.5 g

カロリー	22 kcal	脂質	0.1 g
糖質	3.9 g	塩分	0 g

ごま
8g

15cc (大さじ1)

たんぱく質
1.6g

カロリー	48 kcal	脂質	4.3 g
糖質	0.5 g	塩分	0 g

さつまいも
130g

たんぱく質
1.6g

カロリー	174 kcal	脂質	0.3 g
糖質	38.6 g	塩分	0 g

じゃがいも
110g

たんぱく質
2g

カロリー	84 kcal	脂質	0.1 g
糖質	9.2 g	塩分	0 g

長いも
190g

たんぱく質
8.6g

カロリー	205 kcal	脂質	0.9 g
糖質	40.2 g	塩分	0 g

山いも
120g

たんぱく質
2.4g

カロリー	70 kcal	脂質	0.3 g
糖質	13.9 g	塩分	0 g

こんにゃく
250g

たんぱく質
0.3g

カロリー	13 kcal	脂質	Tr
糖質	0.3 g	塩分	0 g

しらたき
45g

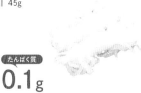

たんぱく質
0.1g

カロリー	3 kcal	脂質	Tr
糖質	0.1 g	塩分	0 g

えのき
50g

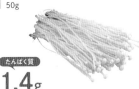

たんぱく質
1.4g

カロリー	11 kcal	脂質	0.1 g
糖質	1.8 g	塩分	0 g

副菜／野菜・野菜料理

エリンギ
30g

たんぱく質
0.8g

カロリー	6 kcal	脂質	0.1 g
糖質	0.8 g	塩分	0 g

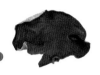

きくらげ（ゆで）
7g

たんぱく質
0g

カロリー	1 kcal	脂質	0 g
糖質	0 g	塩分	0 g

しいたけ
25g

たんぱく質
0.8g

カロリー	5 kcal	脂質	0.1 g
糖質	0.4 g	塩分	0 g

干ししいたけ
6g

たんぱく質
1.2g

カロリー	11 kcal	脂質	0.2 g
糖質	1.3 g	塩分	0 g

しめじ
15g

たんぱく質
0.4g

カロリー	3 kcal	脂質	0.1 g
糖質	0.3 g	塩分	0 g

ほんしめじ
28g

たんぱく質
0.7g

カロリー	3 kcal	脂質	0.1 g
糖質	0.3 g	塩分	0 g

なめこ
20g

たんぱく質
0.4g

カロリー	3 kcal	脂質	0 g
糖質	0.4 g	塩分	0 g

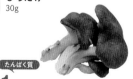

ひらたけ
30g

たんぱく質
1g

カロリー	6 kcal	脂質	0.1 g
糖質	1.1 g	塩分	0 g

まいたけ
15g

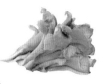

たんぱく質
0.3g

カロリー	2kcal	脂質	0.1 g
糖質	0.2 g	塩分	0 g

マッシュルーム
12g

たんぱく質
0.4g

カロリー	1kcal	脂質	0 g
糖質	0.1 g	塩分	0 g

まつたけ
40g

たんぱく質
0.8g

カロリー	9kcal	脂質	0.2 g
糖質	1.4 g	塩分	0 g

小松菜と油揚げのごまあえ
小松菜45g、油揚げ5g

たんぱく質
2.9g

カロリー	62kcal	脂質	4 g
糖質	2.9 g	塩分	0.6 g

小松菜と油揚げの煮浸し
小松菜80g、油揚げ15g

たんぱく質
5.4g

カロリー	96kcal	脂質	5.3 g
糖質	4.1 g	塩分	1.1 g

春菊の白あえ
春菊40g、木綿豆腐40g

たんぱく質
4.4g

カロリー	63kcal	脂質	3.7 g
糖質	1.7 g	塩分	0.7 g

ほうれん草のお浸し
ほうれん草70g

たんぱく質
2g

カロリー	18kcal	脂質	0.3 g
糖質	0.5 g	塩分	0.8 g

チヂミ
ニラ25g、小麦粉25g、えび20g

たんぱく質
11g

カロリー	261kcal	脂質	13.4 g
糖質	20.4 g	塩分	0.7 g

副菜／野菜・野菜料理

123

ヒラヤチー
ニラ20g、小麦粉50g、にんじん15g

たんぱく質			
6.3g			
カロリー	259kcal	脂質	7 g
糖質	38.3 g	塩分	0.3 g

水菜ののりあえ
水菜50g

たんぱく質			
1.7g			
カロリー	22kcal	脂質	0.1 g
糖質	3 g	塩分	0.6 g

ブロッコリーとえびの炒め物
ブロッコリー100g、えび60g

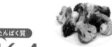

たんぱく質			
16.4g			
カロリー	158kcal	脂質	8.3 g
糖質	1.7 g	塩分	0.9 g

オクラのあえ物
オクラ40g、ツナ20g

たんぱく質			
4.9g			
カロリー	83kcal	脂質	5.1 g
糖質	3.2 g	塩分	0.7 g

かぼちゃの煮つけ
かぼちゃ100g

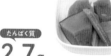

たんぱく質			
2.7g			
カロリー	128kcal	脂質	0.3 g
糖質	23.9 g	塩分	0.8 g

野菜炒め
キャベツ60g、玉ねぎ20g、もやし30g

たんぱく質			
3g			
カロリー	124kcal	脂質	9.2 g
糖質	6.1 g	塩分	1.4 g

八宝菜
白菜40g、豚ばら30g、いか25g

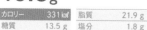

たんぱく質			
15.3g			
カロリー	331kcal	脂質	21.9 g
糖質	13.5 g	塩分	1.8 g

キムチ
20g

たんぱく質			
0.6g			
カロリー	9kcal	脂質	0.1 g
糖質	1.1 g	塩分	0.4 g

若竹煮
たけのこ75g、カットわかめ0.5g

たんぱく質
2.4g

カロリー	38kcal	脂質	0.2 g
糖質	3.6 g	塩分	0.8 g

春巻き
50g

たんぱく質
4.4g

カロリー	151kcal	脂質	9.2 g
糖質	10.4 g	塩分	0.5 g

きゅうりとわかめのポン酢あえ
きゅうり40g、カットわかめ1.5g、ツナ10g

たんぱく質
2.9g

カロリー	42kcal	脂質	2.5 g
糖質	1.7 g	塩分	1.5 g

きゅうりとたこの酢の物
きゅうり50g、たこ15g

たんぱく質
4.1g

カロリー	32kcal	脂質	0.4 g
糖質	2.1 g	塩分	1.2 g

麻婆なす
なす60g、ピーマン40g、豚ひき肉20g

たんぱく質
6g

カロリー	147kcal	脂質	9.1 g
糖質	6.8 g	塩分	1.7 g

焼きなす
なす60g

たんぱく質
1g

カロリー	15kcal	脂質	0.1 g
糖質	1.8 g	塩分	0 g

なすのみそ炒め
なす105g

たんぱく質
2g

カロリー	108kcal	脂質	6.7 g
糖質	7.6 g	塩分	0.9 g

ゴーヤチャンプルー
ゴーヤ30g、豚もも20g、木綿豆腐100g

たんぱく質
15.4g

カロリー	277kcal	脂質	21.2 g
糖質	2.1 g	塩分	1.4 g

副菜／野菜・野菜料理

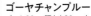

きんぴらごぼう
ごぼう50g、にんじん10g

たんぱく質
1.7g

カロリー	75kcal	脂質	2.4 g
糖質	7.7 g	塩分	0.9 g

大根サラダ
大根200g、きゅうり20g

たんぱく質
1.4g

カロリー	44kcal	脂質	0.3 g
糖質	6.6 g	塩分	1.7 g

ふろふき大根
大根100g

たんぱく質
1.8g

カロリー	50kcal	脂質	0.7 g
糖質	7 g	塩分	1.3 g

大根といかの煮つけ
大根50g、いか40g

たんぱく質
8.2g

カロリー	67kcal	脂質	0.4 g
糖質	5.9 g	塩分	1.4 g

切干大根の煮物
切干大根(乾)6g、にんじん10g

たんぱく質
2.3g

カロリー	49kcal	脂質	1.8 g
糖質	4.7 g	塩分	0.7 g

れんこんのきんぴら
れんこん60g

たんぱく質
1.8g

カロリー	78kcal	脂質	2.4 g
糖質	10.4 g	塩分	0.9 g

れんこんのはさみ揚げ
れんこん35g、鶏ひき肉25g

たんぱく質
6.4g

カロリー	171kcal	脂質	12 g
糖質	7.4 g	塩分	0.2 g

もやしのお浸し
もやし50g、にんじん10g、ピーマン10g

たんぱく質
1.4g

カロリー	16kcal	脂質	0.1 g
糖質	1.9 g	塩分	0.6 g

もやし炒め
もやし60g、ニラ35g

たんぱく質
1.6g

カロリー	59kcal	脂質	4.9 g
糖質	1.3 g	塩分	3.6 g

わらびの煮浸し
わらび50g

たんぱく質
1.4g

カロリー	20kcal	脂質	0.1 g
糖質	2.4 g	塩分	0.5 g

金時煮豆
いんげん豆20g

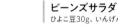

たんぱく質
4g

カロリー	88kcal	脂質	0.5 g
糖質	13.6 g	塩分	0.2 g

ビーンズサラダ
ひよこ豆30g、いんげん豆10g、グリンピース
15g

たんぱく質
5.3g

カロリー	89kcal	脂質	0.9 g
糖質	8.5 g	塩分	0 g

麻婆春雨
春雨(乾)20g、豚ひき肉15g、ニラ15g

たんぱく質
4.2g

カロリー	177kcal	脂質	7.4 g
糖質	20.4 g	塩分	1.5 g

チャプチェ
春雨(乾)40g、牛かた肉60g

たんぱく質
11.8g

カロリー	378kcal	脂質	16.4 g
糖質	41.6 g	塩分	2.1 g

春雨サラダ
春雨(乾)10g、きゅうり10g

たんぱく質
1.6g

カロリー	90kcal	脂質	2.4 g
糖質	14.8 g	塩分	0.8 g

ジーマーミ豆腐
135g

たんぱく質
6g

カロリー	209kcal	脂質	11.1 g
糖質	21.8 g	塩分	0.5 g

副菜／野菜・野菜料理

ごま豆腐
84g

たんぱく質
1.3g

カロリー	68 kcal	脂質	3.6 g
糖質	6.8 g	塩分	0 g

里いもの煮物
里いも100g

たんぱく質
1.9g

カロリー	86 kcal	脂質	0.1 g
糖質	17.5 g	塩分	1.1 g

山いもとろろ
長いも60g

たんぱく質
1.4g

カロリー	39 kcal	脂質	0.2 g
糖質	7.7 g	塩分	0 g

長いもの梅肉あえ
長いも60g、梅干し2.5g

たんぱく質
1.8g

カロリー	46 kcal	脂質	0.2 g
糖質	8.9 g	塩分	1.1 g

コロッケ
じゃがいも50g、合いびき肉25g

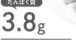

たんぱく質
6.8g

カロリー	224 kcal	脂質	15.3 g
糖質	8.8 g	塩分	0.6 g

ポテトサラダ
じゃがいも70g、ハム10g、きゅうり15g

たんぱく質
3.7g

カロリー	168 kcal	脂質	11 g
糖質	7.2 g	塩分	0.9 g

ジャーマンポテト
じゃがいも100g、ベーコン15g

たんぱく質
3.8g

カロリー	171 kcal	脂質	9.5 g
糖質	8.7 g	塩分	0.8 g

こんにゃくのピリ辛煮
こんにゃく80g

たんぱく質
0.4g

カロリー	35 kcal	脂質	2.4 g
糖質	1.9 g	塩分	0.5 g

なめたけ
17g

15cc (大さじ1)

たんぱく質 0.6g		
カロリー 14kcal	脂質	0.1 g
糖質 2.2 g	塩分	0.7 g

なめこおろし
大根80g、なめこ20g

たんぱく質 0.7g		
カロリー 17kcal	脂質	0.1 g
糖質 2.7 g	塩分	0 g

きのこのホイル焼き
しめじ35g、生しいたけ20g、玉ねぎ20g

たんぱく質 2.1g		
カロリー 64kcal	脂質	3.5 g
糖質 3.2 g	塩分	0.6 g

きのこのおろしあえ
大根40g、しめじ15g、えのき15g

たんぱく質 1.5g		
カロリー 18kcal	脂質	0.2 g
糖質 2.5 g	塩分	0.4 g

副菜／野菜・野菜料理

副菜で野菜をたっぷり食べる

たんぱく質の含有量は少ないですが、野菜やきのこ、海藻などは、食物繊維やビタミン、ミネラルが豊富。成人1人あたりの摂取目標量は1日350gで、1皿70gの野菜料理に換算すると5皿分になります。糖質が気になるなら、根菜類やいも類ではなく、葉野菜を選ぶのがベター。葉野菜は加熱すればかさが減るのでたっぷり食べることも可能です。野菜ソテーに厚揚げをプラスする、ひじき煮に大豆を入れるなど植物性たんぱく質を合わせるとたんぱく質も一緒に摂ることができます。

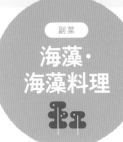

副菜

海藻・海藻料理

カットわかめ
5g

たんぱく質
0.7g

| カロリー | 6 kcal | 脂質 | 0.1 g |
| 糖質 | 0.5 g | 塩分 | 0.8 g |

ひじき
2g

5.0cc(小さじ1)

たんぱく質
0.2g

| カロリー | 3 kcal | 脂質 | 0.1 g |
| 糖質 | 0.2 g | 塩分 | 0.1 g |

塩昆布
5g

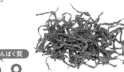

たんぱく質
0.8g

| カロリー | 6 kcal | 脂質 | 0 g |
| 糖質 | 1.2 g | 塩分 | 0.9 g |

とろろ昆布
10g

たんぱく質
0.7g

| カロリー | 12 kcal | 脂質 | 0.1 g |
| 糖質 | 2.2 g | 塩分 | 0.5 g |

佃煮
20g

たんぱく質
1.2g

| カロリー | 34 kcal | 脂質 | 0.2 g |
| 糖質 | 5.3 g | 塩分 | 1.5 g |

ところてん
200g

たんぱく質
0.4g

| カロリー | 4 kcal | 脂質 | 0 g |
| 糖質 | 0 g | 塩分 | 0 g |

もずく酢
60g

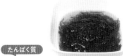

たんぱく質
0.3g

| カロリー | 7 kcal | 脂質 | 0.1 g |
| 糖質 | 0.8 g | 塩分 | 0.4 g |

味つけのり
0.5g

たんぱく質
0.2g

カロリー	2 kcal	脂質	0 g
糖質	0.1 g	塩分	0 g

韓国のり
8g

たんぱく質
2.1g

カロリー	32 kcal	脂質	2.6 g
糖質	0.4 g	塩分	0.3 g

のりの佃煮
6g

5.0cc (小さじ1)

たんぱく質
0.9g

カロリー	9 kcal	脂質	0.1 g
糖質	1.1 g	塩分	0.8 g

きゅうりとわかめの酢の物
カットわかめ0.5g、きゅうり50g

たんぱく質
0.8g

カロリー	13 kcal	脂質	0.1 g
糖質	1.9 g	塩分	1.1 g

もずくときゅうりの酢の物
もずく30g、きゅうり40g

たんぱく質
0.7g

カロリー	13 kcal	脂質	0.1 g
糖質	1.8 g	塩分	1 g

めかぶの土佐酢あえ
めかぶ40g、長いも20g

たんぱく質
1.6g

カロリー	26 kcal	脂質	0.3 g
糖質	3.5 g	塩分	0.5 g

ひじきの煮つけ
ひじき(乾)4g、にんじん10g、こんにゃく10g

たんぱく質
0.9g

カロリー	34 kcal	脂質	1.2 g
糖質	3.2 g	塩分	1 g

副菜／海藻・海藻料理

副菜

汁物

豆腐のみそ汁
絹ごし豆腐25g

たんぱく質

2.8g

カロリー	37kcal	脂質	1.6 g
糖質	2 g	塩分	1.4 g

野菜のみそ汁
大根20g、にんじん10g、ほうれん草10g

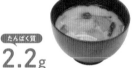

たんぱく質

2.2g

カロリー	36kcal	脂質	0.8 g
糖質	4.1 g	塩分	1.4 g

あさりのみそ汁
あさり20g

たんぱく質

2.6g

カロリー	27kcal	脂質	0.8 g
糖質	1.8 g	塩分	1.8 g

豚汁
豚もも20g、大根20g、ごぼう10g

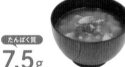

たんぱく質

7.5g

カロリー	91kcal	脂質	3.6 g
糖質	5 g	塩分	1.4 g

かき玉汁
たまご25g、三つ葉1.5g

たんぱく質

3.7g

カロリー	48kcal	脂質	2.7 g
糖質	1.9 g	塩分	1.1 g

けんちん汁
木綿豆腐40g、豚ばら20g、大根15g

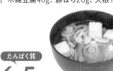

たんぱく質

6.5g

カロリー	131kcal	脂質	9.7 g
糖質	2.4 g	塩分	1.1 g

なめこのみそ汁
なめこ10g

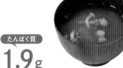

たんぱく質

1.9g

カロリー	24kcal	脂質	0.6 g
糖質	2.3 g	塩分	1.4 g

しじみのみそ汁
しじみ3g

たんぱく質
1.6g

カロリー	23kcal	脂質	0.8 g
糖質	1.9 g	塩分	1.4 g

コーンスープ
クリームコーン(缶)50g、牛乳150g

たんぱく質
5.9g

カロリー	145kcal	脂質	6 g
糖質	16 g	塩分	1.4 g

中華風コーンスープ
クリームコーン(缶)60g、卵白20g

たんぱく質
4.2g

カロリー	67kcal	脂質	0.3 g
糖質	11.1 g	塩分	1.7 g

かぼちゃのポタージュ
かぼちゃ50g、牛乳55g

たんぱく質
3.9g

カロリー	155kcal	脂質	9.1 g
糖質	12.9 g	塩分	0.6 g

ビシソワーズ
じゃがいも50g、牛乳50g

たんぱく質
3.6g

カロリー	193kcal	脂質	14 g
糖質	8.3 g	塩分	1 g

クラムチャウダー
あさり30g、じゃがいも35g、牛乳75g

たんぱく質
6.9g

カロリー	195kcal	脂質	11.6 g
糖質	11.6 g	塩分	2.1 g

中華スープ
豚ひき肉20g、生しいたけ15g

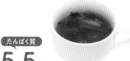

たんぱく質
5.5g

カロリー	71kcal	脂質	4.9 g
糖質	0.4 g	塩分	0.9 g

ワンタンスープ
餃子の皮25g、豚ひき肉25g、チンゲン菜20g

たんぱく質
8.3g

カロリー	156kcal	脂質	6.2 g
糖質	14.5 g	塩分	1.8 g

副菜／汁物

わかめスープ
カットわかめ0.3g

たんぱく質
1.4g

カロリー	8 kcal	脂質	0.2 g
糖質	0.1 g	塩分	1 g

ミネストローネ
トマトホール缶60g、じゃがいも20g、にんじん20g

たんぱく質
3.4g

カロリー	116 kcal	脂質	3.9 g
糖質	13.2 g	塩分	1.4 g

ポトフ
ウインナー40g、キャベツ80g、じゃがいも60g

たんぱく質
7.4g

カロリー	222 kcal	脂質	12.7 g
糖質	13.4 g	塩分	2.3 g

ラタトゥイユ
なす50g、ズッキーニ40g、玉ねぎ30g

たんぱく質
2.6g

カロリー	82 kcal	脂質	3.2 g
糖質	8.5 g	塩分	1.1 g

おぼえておきたい代表的なソース&ドレッシングDATA

ウスターソース
18g　たんぱく質 **0.2g**

カロリー	21 kcal	脂質	0 g
糖質	4.8 g	塩分	1.5 g

中濃ソース
18g　たんぱく質 **0.1g**

カロリー	24 kcal	脂質	0 g
糖質	5.4 g	塩分	1 g

とんかつソース
18g　たんぱく質 **0.2g**

カロリー	24 kcal	脂質	0 g
糖質	5.4 g	塩分	1 g

マヨネーズ
12g　たんぱく質 **0.3g**

カロリー	82 kcal	脂質	9 g
糖質	0.1 g	塩分	0.2 g

マヨネーズ（カロリーハーフ）
12g　たんぱく質 **0.3g**

カロリー	34 kcal	脂質	3.4 g
糖質	0.3 g	塩分	0.5 g

ケチャップ
18g　たんぱく質 **0.3g**

カロリー	22 kcal	脂質	0 g
糖質	4.7 g	塩分	0.6 g

青じそドレッシング（ノンオイル）
15g　たんぱく質 **0.5g**

カロリー	12 kcal	脂質	0 g
糖質	2.4 g	塩分	1.1 g

フレンチドレッシング
15g　たんぱく質 **0g**

カロリー	61 kcal	脂質	6.3 g
糖質	0.9 g	塩分	0.5 g

サウザンアイランドドレッシング
15g　たんぱく質 **0.1g**

カロリー	62 kcal	脂質	6.2 g
糖質	1.4 g	塩分	0.5 g

和風ドレッシング
15g　たんぱく質 **0.3g**

カロリー	30 kcal	脂質	2.8 g
糖質	0.8 g	塩分	0.6 g

ごまドレッシング
15g　たんぱく質 **1.3g**

カロリー	54 kcal	脂質	3.9 g
糖質	2.6 g	塩分	0.4 g

ごまだれ
18g　たんぱく質 **1.3g**

カロリー	51 kcal	脂質	2.5 g
糖質	5.4 g	塩分	0.8 g

ポン酢
18g　たんぱく質 **0.6g**

カロリー	8 kcal	脂質	0 g
糖質	1.5 g	塩分	1 g

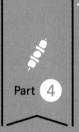

Part **4**

外　食

外食

すし

まぐろのにぎり
すしめし45g、まぐろ20g

たんぱく質
6.4g

カロリー	101 kcal	脂質	0.4 g
糖質	16.1 g	塩分	0.2 g

あじのにぎり
すしめし45g、あじ20g

たんぱく質
5.1g

カロリー	101 kcal	脂質	1 g
糖質	16.2 g	塩分	0.3 g

サーモンのにぎり
すしめし45g、サーモン20g

たんぱく質
5.1g

カロリー	124 kcal	脂質	3.4 g
糖質	16.1 g	塩分	0.2 g

かんぱちのにぎり
すしめし45g、かんぱち20g

たんぱく質
5.3g

カロリー	102 kcal	脂質	1 g
糖質	16.1 g	塩分	0.2 g

えびのにぎり
すしめし45g、えび20g

たんぱく質
5g

カロリー	94 kcal	脂質	0.3 g
糖質	16.2 g	塩分	0.3 g

甘えびのにぎり
すしめし45g、甘えび20g

たんぱく質
5.1g

カロリー	96 kcal	脂質	0.4 g
糖質	16.1 g	塩分	0.4 g

ほたてのにぎり
すしめし45g、ほたての貝柱20g

たんぱく質
4.5g

カロリー	94 kcal	脂質	0.2 g
糖質	16.7 g	塩分	0.3 g

たいのにぎり
すしめし45g、たい20g

たんぱく質
5.3g

カロリー	111㎉	脂質	2 g
糖質	16.1 g	塩分	0.2 g

いかのにぎり
すしめし45g、いか15g

たんぱく質
3.6g

カロリー	88㎉	脂質	0.3 g
糖質	16 g	塩分	0.3 g

あなごのにぎり
すしめし45g、あなご20g

たんぱく質
4.7g

カロリー	118㎉	脂質	2.7 g
糖質	16.7 g	塩分	0.5 g

たまごのにぎり
すしめし45g、たまご焼き60g

たんぱく質
7.6g

カロリー	166㎉	脂質	5.6 g
糖質	19.8 g	塩分	0.9 g

かずのこのにぎり
すしめし45g、かずのこ20g

たんぱく質
4.1g

カロリー	94㎉	脂質	0.7 g
糖質	16.2 g	塩分	0.4 g

たこのにぎり
すしめし45g、たこ20g

たんぱく質
5.4g

カロリー	96㎉	脂質	0.3 g
糖質	16.1 g	塩分	0.3 g

ねぎとろの軍艦
すしめし45g、まぐろ20g

たんぱく質
6.5g

カロリー	102㎉	脂質	0.4 g
糖質	16.1 g	塩分	0.2 g

納豆の軍艦
すしめし45g、納豆20g

たんぱく質
4.5g

カロリー	117㎉	脂質	2.1 g
糖質	17.2 g	塩分	0.2 g

外食／すし

うにの軍艦
すしめし45g、うに20g

たんばく質
4.7g

カロリー	114 kcal	脂質	1.3 g
糖質	19.3 g	塩分	1.9 g

いくらの軍艦
すしめし45g、いくら20g

たんばく質
7.8g

カロリー	131 kcal	脂質	3.3 g
糖質	16.2 g	塩分	0.7 g

ツナサラダ軍艦
すしめし45g、ツナ20g

たんばく質
5.1g

カロリー	164 kcal	脂質	8 g
糖質	16.3 g	塩分	0.5 g

鉄火巻
すしめし80g、まぐろ15g

たんばく質
6.4g

カロリー	161 kcal	脂質	0.6 g
糖質	29.6 g	塩分	0.4 g

サラダ巻き
すしめし70g、たまご焼き17g、かにかま10g

たんばく質
5.5g

カロリー	201 kcal	脂質	5.9 g
糖質	28.8 g	塩分	0.8 g

カッパ巻き
すしめし50g、きゅうり20g

たんばく質
1.9g

カロリー	93 kcal	脂質	0.2 g
糖質	19.1 g	塩分	0.3 g

かんぴょう巻き
すしめし80g、かんぴょう(乾)5g

たんばく質
3.2g

カロリー	165 kcal	脂質	0.3 g
糖質	33.7 g	塩分	0.9 g

おしんこ巻き
すしめし80g、たくあん10g

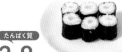

たんばく質
2.8g

カロリー	144 kcal	脂質	0.3 g
糖質	29.7 g	塩分	0.7 g

太巻き
すしめし135g、たまご焼き27g

たんぱく質 7.8g		
カロリー	315kcal	脂質	2.9 g
糖質	59.2 g	塩分	2 g

いなりずし
すしめし30g、油揚げ15g

たんぱく質 4.6g		
カロリー	130kcal	脂質	5.5 g
糖質	14.2 g	塩分	0.4 g

さばずし
すしめし205g、しめさば60g

たんぱく質 16.3g		
カロリー	555kcal	脂質	16.8 g
糖質	75.2 g	塩分	1.9 g

ちらしずし
すしめし150g、錦糸たまご35g、さわら20g

たんぱく質 13.7g		
カロリー	381kcal	脂質	5.5 g
糖質	62.7 g	塩分	1.9 g

～ おぼえておきたい代表的な調味料DATA ～

しょうゆ 18g

たんぱく質 1.4g		
カロリー	14kcal	脂質	0 g
糖質	1.4 g	塩分	2.6 g

薄口しょうゆ 18g

たんぱく質 1g		
カロリー	11kcal	脂質	0 g
糖質	1 g	塩分	2.9 g

減塩しょうゆ 18g

たんぱく質 1.5g		
カロリー	12kcal	脂質	Tr
糖質	1.6 g	塩分	1.5 g

刺身しょうゆ 18g

たんぱく質 2.1g		
カロリー	20kcal	脂質	0 g
糖質	2.9 g	塩分	2.3 g

みそ 18g

たんぱく質 2.3g		
カロリー	35kcal	脂質	1.1 g
糖質	3 g	塩分	2.2 g

麦みそ 18g

たんぱく質 1.7g		
カロリー	36kcal	脂質	0.8 g
糖質	4.3 g	塩分	1.9 g

豆みそ 18g

たんぱく質 3.1g		
カロリー	39kcal	脂質	1.9 g
糖質	1.4 g	塩分	2 g

みりん風調味料 18g

たんぱく質 0g		
カロリー	41kcal	脂質	0 g
糖質	10 g	塩分	0 g

穀物酢 15g

たんぱく質 0g		
カロリー	4kcal	脂質	0 g
糖質	0.4 g	塩分	0 g

米酢 15g

たんぱく質 0g		
カロリー	7kcal	脂質	0 g
糖質	1.1 g	塩分	0 g

外食

定食

野菜炒め定食
ごはん200g、豚もも50g、キャベツ60g

たんぱく質

19.7 g

カロリー	576 kcal	脂質	15.9 g
糖質	78.5 g	塩分	3.2 g

しょうが焼き定食
ごはん200g、豚ロース90g、キャベツ50g

たんぱく質

25.9 g

カロリー	655 kcal	脂質	20.6 g
糖質	80.2 g	塩分	3.2 g

唐揚げ定食
ごはん200g、鶏もも120g、キャベツ50g

たんぱく質

28.1 g

カロリー	664 kcal	脂質	19.8 g
糖質	82.4 g	塩分	2.4 g

さばみそ煮定食
ごはん200g、さば80g

たんぱく質

24.4 g

カロリー	608 kcal	脂質	15.2 g
糖質	80.9 g	塩分	2.7 g

天ぷら定食
ごはん200g、えび20g、きす20g

たんぱく質

23.2 g

カロリー	806 kcal	脂質	26.1 g
糖質	105.6 g	塩分	3.8 g

刺身定食
ごはん200g、サーモン20g、いか15g、たこ20g

たんぱく質

19 g

カロリー	436 kcal	脂質	2.5 g
糖質	76.1 g	塩分	2.4 g

焼肉定食
ごはん200g、牛リブロース100g

たんぱく質

24.6 g

カロリー	1000 kcal	脂質	49.1 g
糖質	97.5 g	塩分	3.8 g

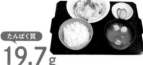
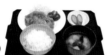
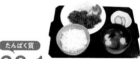
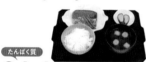
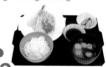
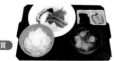
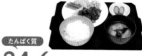

ロースカツ定食
ごはん200g、豚ロース100g、キャベツ50g

たんぱく質
30.6g

カロリー	846kcal	脂質	35.7 g
糖質	88.5 g	塩分	2.5 g

ヒレカツ定食
ごはん200g、豚ヒレ105g、キャベツ50g

たんぱく質
34.6g

カロリー	724kcal	脂質	21.1 g
糖質	88.1 g	塩分	2.5 g

かきフライ定食
ごはん200g、かき85g、キャベツ50g

たんぱく質
16.5g

カロリー	761kcal	脂質	33.3 g
糖質	88.7 g	塩分	4.2 g

えびフライ定食
ごはん200g、えび80g、キャベツ50g

たんぱく質
24.4g

カロリー	585kcal	脂質	13.3 g
糖質	82.6 g	塩分	2.5 g

ハンバーグ定食
ごはん200g、合いびき肉100g、レタス30g

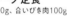
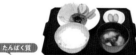

たんぱく質
29.6g

カロリー	936kcal	脂質	38.2 g
糖質	104.7 g	塩分	4.8 g

餃子定食
ごはん200g、豚ひき肉20g、餃子の皮30g

たんぱく質
13.6g

カロリー	557kcal	脂質	10.8 g
糖質	90.9 g	塩分	4.2 g

麻婆豆腐定食
ごはん200g、木綿豆腐100g、豚ひき肉25g

たんぱく質
19.4g

カロリー	547kcal	脂質	14 g
糖質	75.2 g	塩分	4.7 g

弁当・惣菜・コンビニ

のり弁当
ごはん250g、のり0.8g、白身魚のフライ50g

たんぱく質
14.7g

カロリー	685kcal	脂質	18.4 g
糖質	104.8 g	塩分	1.2 g

幕の内弁当
ごはん280g、さば40g、たまご焼き35g

たんぱく質
27g

カロリー	877kcal	脂質	19.5 g
糖質	132.4 g	塩分	4.6 g

唐揚げ弁当
ごはん280g、鶏もも120g、ポテトサラダ35g

たんぱく質
28.8g

カロリー	818kcal	脂質	22.4 g
糖質	110.4 g	塩分	1.5 g

焼肉弁当
ごはん280g、牛リブロース90g

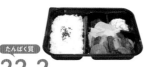

たんぱく質
22.2g

カロリー	975kcal	脂質	40.6 g
糖質	111.5 g	塩分	2.1 g

ハンバーグ弁当
ごはん280g、ハンバーグ80g

たんぱく質
19.6g

カロリー	748kcal	脂質	14.9 g
糖質	122.2 g	塩分	3.4 g

チキン南蛮弁当
ごはん280g、鶏もも80g

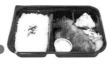

たんぱく質
24g

カロリー	907kcal	脂質	32.4 g
糖質	112.6 g	塩分	2.6 g

しょうが焼き弁当
ごはん280g、豚ロース90g

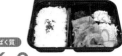

たんぱく質
26.8g

カロリー	815kcal	脂質	23.3 g
糖質	109.4 g	塩分	2.3 g

すき焼き弁当
ごはん280g、牛リブロース90g、しらたき20g

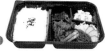

たんぱく質
22g

カロリー	952 kcal	脂質	39.4 g
糖質	110.7 g	塩分	1.8 g

ロースカツ弁当
ごはん280g、豚ロース100g

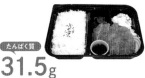

たんぱく質
31.5g

カロリー	1023 kcal	脂質	38.3 g
糖質	121.9 g	塩分	2.6 g

えびフライ弁当
ごはん280g、えびフライ80g

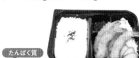

たんぱく質
16.8g

カロリー	759 kcal	脂質	17.7 g
糖質	121.4 g	塩分	1.5 g

かきフライ弁当
ごはん280g、かき85g

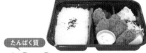

たんぱく質
18.2g

カロリー	992 kcal	脂質	43.3 g
糖質	118.5 g	塩分	3.5 g

天むす
ごはん200g、えび40g、のり2g

たんぱく質
14.1g

カロリー	443 kcal	脂質	6 g
糖質	75.6 g	塩分	0.6 g

ライスバーガー
ごはん200g、牛かた50g、玉ねぎ15g

たんぱく質
14.2g

カロリー	549 kcal	脂質	17 g
糖質	74.7 g	塩分	0.9 g

肉巻きおにぎり
ごはん100g、豚ロース60g

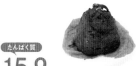

たんぱく質
15.9g

カロリー	335 kcal	脂質	7.4 g
糖質	43 g	塩分	1.4 g

いかめし
ごはん30g、いか50g

たんぱく質
10.5g

カロリー	119 kcal	脂質	0.5 g
糖質	14.8 g	塩分	1.1 g

外食／弁当・惣菜・コンビニ

ポークたまごおにぎり
ごはん80g、たまご焼き25g、豚ひき肉20g

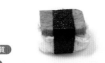

たんぱく質
8.9g

カロリー	271 kcal	脂質	11.4 g
糖質	29.2 g	塩分	0.8 g

ちまき
ごはん65g、豚もも10g、たけのこ15g

たんぱく質
5.2g

カロリー	209 kcal	脂質	7.3 g
糖質	26.9 g	塩分	0.7 g

おにぎり(高菜)
ごはん100g、高菜10g、のり1g

たんぱく質
3.2g

カロリー	173 kcal	脂質	0.4 g
糖質	35.8 g	塩分	0.8 g

おにぎり(明太子)
ごはん100g、明太子10g、のり1g

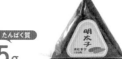

たんぱく質
5g

カロリー	182 kcal	脂質	0.7 g
糖質	35.9 g	塩分	0.8 g

おにぎり(おかか)
ごはん100g、かつおの佃煮5g、のり1g

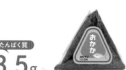

たんぱく質
3.5g

カロリー	177 kcal	脂質	0.4 g
糖質	36.6 g	塩分	0.4 g

おにぎり(えびマヨ)
ごはん100g、えび10g、のり1g

たんぱく質
4.9g

カロリー	202 kcal	脂質	3 g
糖質	35.7 g	塩分	0.3 g

おにぎり(さけ)
ごはん100g、さけ15g、のり1g

たんぱく質
6.3g

カロリー	191 kcal	脂質	1.1 g
糖質	35.7 g	塩分	0.4 g

おにぎり(梅干し)
ごはん100g、梅干し10g、のり1g

たんぱく質
3g

カロリー	173 kcal	脂質	0.4 g
糖質	36.2 g	塩分	2 g

おにぎり（昆布）
ごはん100g、昆布の佃煮10g、のり1g

たんぱく質
3.4g

カロリー	183kcal	脂質	0.4 g
糖質	37.8 g	塩分	0.8 g

おにぎり（ツナマヨ）
ごはん100g、ツナ10g、のり1g

たんぱく質
4.7g

カロリー	214kcal	脂質	4.4 g
糖質	35.7 g	塩分	0.4 g

サンドイッチ（チーズ）
食パン40g、チーズ20g、レタス20g

たんぱく質
10.7g

カロリー	249kcal	脂質	13.9 g
糖質	17.8 g	塩分	1.5 g

サンドイッチ（ハム）
食パン40g、ハム40g、レタス20g

たんぱく質
11.2g

カロリー	241kcal	脂質	12.9 g
糖質	18 g	塩分	1.5 g

サンドイッチ（たまご）
食パン40g、たまご50g

たんぱく質
10.5g

カロリー	294kcal	脂質	19 g
糖質	17.1 g	塩分	1.3 g

サンドイッチ（ポテトサラダ）
食パン40g、じゃがいも40g、レタス10g

たんぱく質
5.8g

カロリー	225kcal	脂質	10.5 g
糖質	21.2 g	塩分	1 g

サンドイッチ（ポテトサラダとチーズ）
食パン40g、じゃがいも20g、チーズ9g

たんぱく質
8.3g

カロリー	237kcal	脂質	12.2 g
糖質	19.6 g	塩分	1.3 g

サンドイッチ（ツナ）
食パン40g、ツナ40g、レタス10g

たんぱく質
11.4g

カロリー	313kcal	脂質	21.2 g
糖質	17.1 g	塩分	1.3 g

外食／弁当・惣菜・コンビニ

肉まん
110g

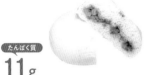

たんぱく質

11g

カロリー	286 kcal	脂質	5.6 g
糖質	44.4 g	塩分	1.3 g

あんまん
110g

たんぱく質

6.7g

カロリー	308 kcal	脂質	6.3 g
糖質	53.3 g	塩分	0 g

ピザまん
100g

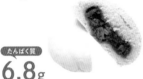

たんぱく質

6.8g

カロリー	210 kcal	脂質	8.2 g
糖質	24.8 g	塩分	1.3 g

カレーまん
70g

たんぱく質

5g

カロリー	199 kcal	脂質	6.8 g
糖質	26.7 g	塩分	0.7 g

ざるそば
ゆでそば170g

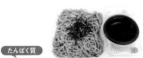

たんぱく質

9.2g

カロリー	214 kcal	脂質	1.2 g
糖質	38.9 g	塩分	1.6 g

生野菜サラダ
レタス10g、キャベツ35g、トマト20g

たんぱく質

1g

カロリー	23 kcal	脂質	0.2 g
糖質	3.8 g	塩分	0.1 g

フランクフルト
50g

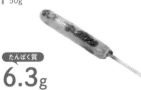

たんぱく質

6.3g

カロリー	158 kcal	脂質	13.4 g
糖質	3.1 g	塩分	0.9 g

アメリカンドッグ
80g

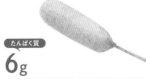

たんぱく質

6g

カロリー	286 kcal	脂質	18.5 g
糖質	22.1 g	塩分	0.8 g

外食

串焼き・串揚げ・天ぷら

鶏もも串 タレ
鶏もも35g

たんぱく質 6g		
カロリー 80kcal	脂質	5 g
糖質 1.6 g	塩分	0.4 g

ねぎま串 タレ
鶏もも25g、ねぎ10g

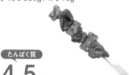

たんぱく質 4.5g		
カロリー 63kcal	脂質	3.6 g
糖質 2.1 g	塩分	0.4 g

鶏皮串 タレ
鶏皮30g

たんぱく質 2.1g		
カロリー 161kcal	脂質	15.5 g
糖質 1.2 g	塩分	0.3 g

鶏ささみ串 タレ
鶏ささみ35g

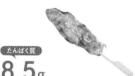

たんぱく質 8.5g		
カロリー 46kcal	脂質	0.3 g
糖質 1.4 g	塩分	0.3 g

鶏なんこつ串 塩
鶏なんこつ30g

たんぱく質 3.8g		
カロリー 16kcal	脂質	0.1 g
糖質 0.1 g	塩分	0.6 g

鶏レバー串 タレ
鶏レバー30g

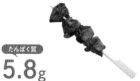

たんぱく質 5.8g		
カロリー 40kcal	脂質	0.9 g
糖質 1.4 g	塩分	0.3 g

手羽先串 塩
鶏手羽45g

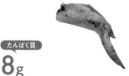

たんぱく質 8g		
カロリー 95kcal	脂質	6.4 g
糖質 0 g	塩分	0.5 g

外食／弁当・惣菜・コンビニ　串焼き・串揚げ・天ぷら

砂肝串 塩
砂肝30g

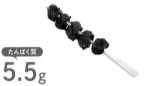

> たんぱく質
5.5g

カロリー	28 kcal	脂質	0.5 g
糖質	Tr	塩分	0.3 g

ハツ串 塩
鶏ハツ30g

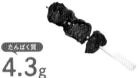

> たんぱく質
4.3g

カロリー	62 kcal	脂質	4.7 g
糖質	Tr	塩分	0.4 g

つくね串 タレ
鶏ひき肉40g

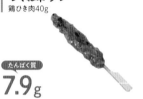

> たんぱく質
7.9g

カロリー	103 kcal	脂質	5.2 g
糖質	3.6 g	塩分	0.8 g

豚ばら串 塩
豚ばら肉40g

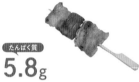

> たんぱく質
5.8g

カロリー	158 kcal	脂質	14.2 g
糖質	0 g	塩分	0.3 g

豚アスパラ串 塩
豚ばら肉40g

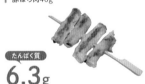

> たんぱく質
6.3g

カロリー	162 kcal	脂質	14.2 g
糖質	0.4 g	塩分	0.1 g

牛串 塩
牛かたロース40g

> たんぱく質
6.5g

カロリー	127 kcal	脂質	10.6 g
糖質	0.1 g	塩分	0.4 g

もちベーコン串 塩
もち10g、ベーコン20g

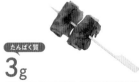

> たんぱく質
3g

カロリー	104 kcal	脂質	7.9 g
糖質	5 g	塩分	0.7 g

玉ねぎ串
玉ねぎ25g

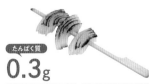

> たんぱく質
0.3g

カロリー	9 kcal	脂質	0 g
糖質	1.7 g	塩分	0.2 g

ピーマン串
20g

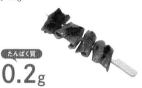

たんぱく質
0.2g

カロリー	4 kcal	脂質	0 g
糖質	0.5 g	塩分	0.2 g

ししとう串
15g

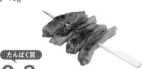

たんぱく質
0.3g

カロリー	4 kcal	脂質	0 g
糖質	0.4 g	塩分	0.1 g

なす串
20g

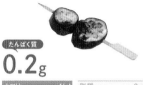

たんぱく質
0.2g

カロリー	4 kcal	脂質	0 g
糖質	0.6 g	塩分	0.2 g

エリンギ串
25g

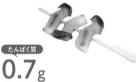

たんぱく質
0.7g

カロリー	5 kcal	脂質	0.1 g
糖質	0.7 g	塩分	0.2 g

しいたけ串
30g

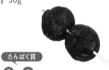

たんぱく質
0.9g

カロリー	6 kcal	脂質	0.1 g
糖質	0.4 g	塩分	0.3 g

牛ヒレの串揚げ
30g

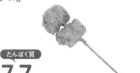

たんぱく質
7.3g

カロリー	118 kcal	脂質	7.8 g
糖質	3.5 g	塩分	0.2 g

豚ヒレの串揚げ
30g

たんぱく質
7.7g

カロリー	99 kcal	脂質	5.6 g
糖質	3.4 g	塩分	0.2 g

鶏ささみの串揚げ
20g

たんぱく質
5.5g

カロリー	62 kcal	脂質	3.1 g
糖質	2.3 g	塩分	0.2 g

ウインナーの串揚げ
20g

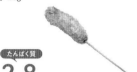

たんぱく質
2.8g

カロリー	112 kcal	脂質	10 g
糖質	2.3 g	塩分	0.4 g

ピーマンの肉詰めの串揚げ
合いびき肉10g、ピーマン10g

たんぱく質
3.2g

カロリー	105 kcal	脂質	8.3 g
糖質	3.4 g	塩分	0.2 g

アスパラガスの串揚げ
7g

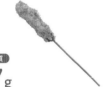

たんぱく質
0.7g

カロリー	27 kcal	脂質	1.8 g
糖質	1.9 g	塩分	0 g

アスパラベーコンの串揚げ
アスパラガス10g、ベーコン15g

たんぱく質
3g

カロリー	126 kcal	脂質	11.2 g
糖質	2.6 g	塩分	0.4 g

れんこんの串揚げ
10g

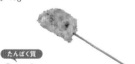

たんぱく質
0.4g

カロリー	30 kcal	脂質	1.9 g
糖質	2.5 g	塩分	0 g

かぼちゃの串揚げ
10g

たんぱく質
0.6g

カロリー	36 kcal	脂質	2.3 g
糖質	2.9 g	塩分	0 g

玉ねぎの串揚げ
20g

たんぱく質
0.6g

カロリー	50 kcal	脂質	3.8 g
糖質	2.9 g	塩分	0 g

エリンギの串揚げ
10g

たんぱく質
0.8g

カロリー	32 kcal	脂質	2.5 g
糖質	1.7 g	塩分	0 g

しいたけの串揚げ
15g

たんぱく質

1.1g

カロリー	47kcal	脂質	3.3 g
糖質	2.7 g	塩分	0 g

えびの串揚げ
20g

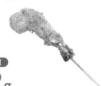

たんぱく質

4.2g

カロリー	52kcal	脂質	2.9 g
糖質	1.6 g	塩分	0.2 g

きすの串揚げ
25g

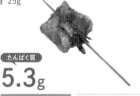

たんぱく質

5.3g

カロリー	60kcal	脂質	2.9 g
糖質	2.5 g	塩分	0.2 g

サーモンの串揚げ
20g

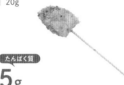

たんぱく質

5g

カロリー	57kcal	脂質	3.1 g
糖質	1.6 g	塩分	0.2 g

ほたての串揚げ
20g

たんぱく質

3.8g

カロリー	57kcal	脂質	3.6 g
糖質	1.9 g	塩分	0.2 g

きすの天ぷら
20g

たんぱく質

4.4g

カロリー	68kcal	脂質	4 g
糖質	3 g	塩分	0.1 g

えびの天ぷら
40g

たんぱく質

8.3g

カロリー	103kcal	脂質	5.4 g
糖質	4.4 g	塩分	0.2 g

あなごの天ぷら
20g

たんぱく質

4.1g

カロリー	84kcal	脂質	5.8 g
糖質	3 g	塩分	0.1 g

外食／串焼き・串揚げ・天ぷら

151

いかの天ぷら
20g

たんぱく質
4.1g

カロリー	65 kcal	脂質	4 g
糖質	2.4 g	塩分	0.1 g

ほたての天ぷら
20g

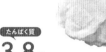

たんぱく質
3.8g

カロリー	53 kcal	脂質	2.7 g
糖質	2.8 g	塩分	0.1 g

たこの天ぷら
50g

たんぱく質
12.2g

カロリー	171 kcal	脂質	10 g
糖質	6.2 g	塩分	0.3 g

ちくわの天ぷら
30g

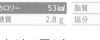

たんぱく質
4g

カロリー	74 kcal	脂質	3.8 g
糖質	5.5 g	塩分	0.6 g

いわしの梅しそ天ぷら
いわし50g、梅干し10g

たんぱく質
10.4g

カロリー	173 kcal	脂質	12 g
糖質	4 g	塩分	1.9 g

玉ねぎの天ぷら
30g

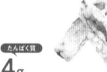

たんぱく質
0.4g

カロリー	47 kcal	脂質	3.7 g
糖質	2.6 g	塩分	0 g

ししとうの天ぷら
4g

たんぱく質
0.2g

カロリー	12 kcal	脂質	1 g
糖質	0.4 g	塩分	0 g

たけのこの天ぷら
20g

たんぱく質
1.1g

カロリー	38 kcal	脂質	2.6 g
糖質	2.1 g	塩分	0 g

なすの天ぷら
20g

たんぱく質
1g

カロリー	59kcal	脂質	4 g
糖質	4 g	塩分	0 g

れんこんの天ぷら
20g

たんぱく質
0.8g

カロリー	62kcal	脂質	4.1 g
糖質	4.8 g	塩分	0 g

アスパラガスの天ぷら
20g

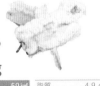

たんぱく質
0.9g

カロリー	59kcal	脂質	4.9 g
糖質	2.4 g	塩分	0 g

かぼちゃの天ぷら
20g

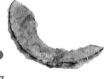

たんぱく質
0.9g

カロリー	66kcal	脂質	3.9 g
糖質	5.7 g	塩分	0 g

さつまいもの天ぷら
25g

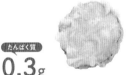

たんぱく質
0.3g

カロリー	55kcal	脂質	1.7 g
糖質	8.8 g	塩分	0 g

しいたけの天ぷら
15g

たんぱく質
1g

カロリー	53kcal	脂質	3.9 g
糖質	2.9 g	塩分	0 g

もずくの天ぷら
もずく50g、にんじん30g

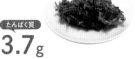

たんぱく質
3.7g

カロリー	312kcal	脂質	22.7 g
糖質	19.5 g	塩分	0.8 g

かき揚げ
えび15g、玉ねぎ30g、にんじん15g

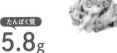

たんぱく質
5.8g

カロリー	256kcal	脂質	17.2 g
糖質	16.5 g	塩分	0.2 g

外食／串焼き・串揚げ・天ぷら

153

おでん もち入り巾着
油揚げ15g、もち20g

たんぱく質
4.5g

カロリー	113kcal	脂質	5.3 g
糖質	10.8 g	塩分	0.3 g

おでん 牛すじ
牛すじ（ゆで）40g

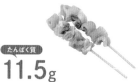

たんぱく質
11.5g

カロリー	66kcal	脂質	2 g
糖質	0.7 g	塩分	0.4 g

おでん つくね
鶏ひき肉75g

たんぱく質
15.8g

カロリー	195kcal	脂質	10.4 g
糖質	5.4 g	塩分	1.9 g

おでん ロールキャベツ
合いびき肉35g、キャベツ35g

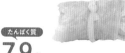

たんぱく質
7.9g

カロリー	134kcal	脂質	7.8 g
糖質	6.1 g	塩分	1.3 g

おでん さつまあげ
60g

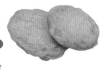

たんぱく質
7.9g

カロリー	90kcal	脂質	2.2 g
糖質	9.4 g	塩分	2.1 g

おでん はんぺん
100g

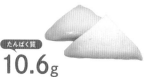

たんぱく質
10.6g

カロリー	106kcal	脂質	1 g
糖質	13.2 g	塩分	3.1 g

おでん ちくわ
50g

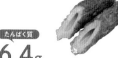

たんぱく質
6.4g

カロリー	66kcal	脂質	1 g
糖質	7.7 g	塩分	1.9 g

おでん ごぼう天
さつま揚げ70g、ごぼう10g

たんぱく質
9.5g

カロリー	114kcal	脂質	2.6 g
糖質	12.2 g	塩分	2.6 g

おでん つみれ
つみれ100g

たんぱく質
12.7g

カロリー	125kcal	脂質	4.3 g
糖質	8.3 g	塩分	3 g

おでん たまご
50g

たんぱく質
6.5g

カロリー	83kcal	脂質	5.3 g
糖質	1 g	塩分	0.7 g

おでん 大根
100g

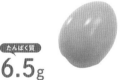

たんぱく質
0.9g

カロリー	28kcal	脂質	0.1 g
糖質	4.5 g	塩分	0.9 g

おでん 昆布
6g

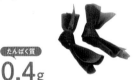

たんぱく質
0.4g

カロリー	11kcal	脂質	0.1 g
糖質	2.3 g	塩分	0.6 g

おでん じゃがいも
100g

たんぱく質
2.3g

カロリー	86kcal	脂質	0.1 g
糖質	10.1 g	塩分	0.9 g

おでん こんにゃく
60g

たんぱく質
0.4g

カロリー	9kcal	脂質	Tr
糖質	1.1 g	塩分	0.6 g

おでん ちくわぶ
95g

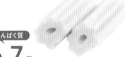

たんぱく質
6.7g

カロリー	162kcal	脂質	1.1 g
糖質	28.1 g	塩分	0 g

外食／おでん・鍋・居酒屋 etc.

すき焼き
牛リブロース100g、焼き豆腐50g、たまご50g

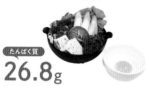

たんぱく質
26.8g

カロリー	633kcal	脂質	47.4 g
糖質	14.7 g	塩分	2.5 g

しゃぶしゃぶ
牛リブロース105g、木綿豆腐70g、白菜100g

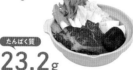

たんぱく質
23.2g

カロリー	494kcal	脂質	38.8 g
糖質	6.2 g	塩分	0.5 g

水炊き
鶏もも80g、木綿豆腐80g、白菜100g

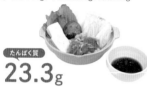

たんぱく質
23.3g

カロリー	333kcal	脂質	15.6 g
糖質	19.5 g	塩分	3.5 g

ちゃんこ鍋
鶏もも40g、鶏ひき肉60g、白菜80g

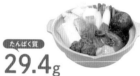

たんぱく質
29.4g

カロリー	383kcal	脂質	18.6 g
糖質	13.2 g	塩分	2.2 g

キムチ鍋
豚もも60g、木綿豆腐80g、キムチ50g

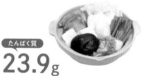

たんぱく質
23.9g

カロリー	279kcal	脂質	13.3 g
糖質	10 g	塩分	2.6 g

もつ鍋
牛シマチョウ100g、キャベツ100g、ニラ30g

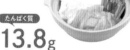

たんぱく質
13.8g

カロリー	268kcal	脂質	15.2 g
糖質	11.7 g	塩分	2.4 g

寄せ鍋
鶏もも40g、たら40g、えび20g

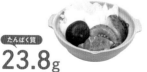

たんぱく質
23.8g

カロリー	247kcal	脂質	8 g
糖質	11.6 g	塩分	2.6 g

たらちり
たら60g、木綿豆腐60g、白菜80g

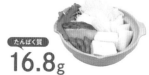

たんぱく質
16.8g

カロリー	140kcal	脂質	3.3 g
糖質	6.9 g	塩分	0.6 g

豆乳鍋
木綿豆腐105g、豚もも60g、豆乳70g

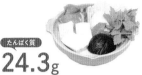

たんぱく質
24.3g

カロリー	278kcal	脂質	14 g
糖質	7.8 g	塩分	1.6 g

きりたんぽ鍋
きりたんぽ140g、鶏もも60g、しらたき40g

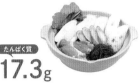

たんぱく質
17.3g

カロリー	484kcal	脂質	9.3 g
糖質	72.5 g	塩分	2.1 g

手羽先の唐揚げ
鶏手羽25g

たんぱく質
4.5g

カロリー	61kcal	脂質	3.9 g
糖質	1.1 g	塩分	0.2 g

なんこつの唐揚げ
鶏なんこつ85g

たんぱく質
10.8g

カロリー	79kcal	脂質	1.3 g
糖質	6 g	塩分	1.2 g

もつ煮込み
豚ダイチョウ（ゆで）50g、こんにゃく50g

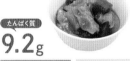

たんぱく質
9.2g

カロリー	204kcal	脂質	7.8 g
糖質	19.6 g	塩分	2.7 g

牛すじの煮込み
牛すじ（ゆで）60g、こんにゃく40g

たんぱく質
18.4g

カロリー	143kcal	脂質	3 g
糖質	7.2 g	塩分	2.3 g

たこの唐揚げ
100g

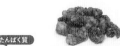

たんぱく質
22.3g

カロリー	220kcal	脂質	7.7 g
糖質	11.8 g	塩分	1.4 g

いかの一夜干し
110g

たんぱく質
20.1g

カロリー	94kcal	脂質	0.9 g
糖質	0.2 g	塩分	2.5 g

外食／おでん・鍋・居酒屋 etc.

マカロニサラダ
マカロニ40g、にんじん15g、きゅうり10g

たんぱく質
2.9g

カロリー	157kcal	脂質	9.4 g
糖質	13 g	塩分	1.4 g

揚げだしもち
もち50g、大根20g

たんぱく質
2.5g

カロリー	158kcal	脂質	2.8 g
糖質	27.9 g	塩分	0.6 g

あさりの酒蒸し
あさり100g

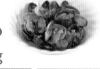

たんぱく質
6.1g

カロリー	39kcal	脂質	0.3 g
糖質	0.9 g	塩分	2.3 g

生春巻き
ライスペーパー25g、えび20g、鶏ささみ45g

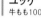

たんぱく質
15.7g

カロリー	174kcal	脂質	0.7 g
糖質	24.2 g	塩分	0.6 g

馬刺し
30g

たんぱく質
6g

カロリー	33kcal	脂質	0.8 g
糖質	0.1 g	塩分	0.1 g

ユッケ
牛もも100g

たんぱく質
25.1g

カロリー	227kcal	脂質	11 g
糖質	3.4 g	塩分	0.7 g

フライドポテト
135g

たんぱく質
3.9g

カロリー	320kcal	脂質	14.3 g
糖質	39.5 g	塩分	0.7 g

ハッシュドポテト
75g

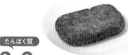

たんぱく質
2.2g

カロリー	178kcal	脂質	8 g
糖質	22 g	塩分	0.3 g

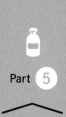

Part 5

そのほか

（ そのほか ）

乳・乳製品

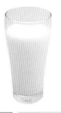

生乳
200g

たんぱく質

6.4g

カロリー	132 kcal	脂質	7.4 g
糖質	9.4 g	塩分	0.2 g

牛乳
200g

たんぱく質

6.6g

カロリー	134 kcal	脂質	7.6 g
糖質	9.6 g	塩分	0.2 g

加工乳（濃厚）
200g

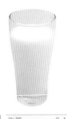

たんぱく質

6.8g

カロリー	148 kcal	脂質	8.4 g
糖質	10.6 g	塩分	0.2 g

低脂肪牛乳
200g

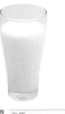

たんぱく質

7.6g

カロリー	92 kcal	脂質	2 g
糖質	11 g	塩分	0.4 g

無脂肪牛乳
200g

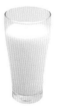

たんぱく質

6.8g

カロリー	68 kcal	脂質	0.2 g
糖質	9.6 g	塩分	0.2 g

コーヒー牛乳
200g

たんぱく質

4.4g

カロリー	112 kcal	脂質	4 g
糖質	14.4 g	塩分	0.2 g

フルーツ牛乳
200g

たんぱく質

2.4g

カロリー	92 kcal	脂質	0.4 g
糖質	19.8 g	塩分	0.2 g

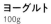

ヨーグルト
100g

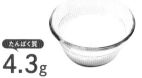

たんぱく質
4.3g

カロリー	67kcal	脂質	0.2 g
糖質	11.9 g	塩分	0.2 g

低脂肪ヨーグルト
100g

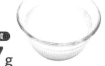

たんぱく質
3.7g

カロリー	45kcal	脂質	1 g
糖質	5.2 g	塩分	0.1 g

無脂肪ヨーグルト
100g

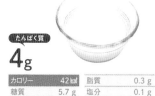

たんぱく質
4g

カロリー	42kcal	脂質	0.3 g
糖質	5.7 g	塩分	0.1 g

ヨーグルトドリンク
200g

たんぱく質
5.8g

カロリー	130kcal	脂質	1 g
糖質	24.4 g	塩分	0.2 g

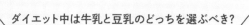

＼ ダイエット中は牛乳と豆乳のどっちを選ぶべき？ ／

牛乳は糖質が高めなので、料理などに使用する場合は無調整豆乳に置き換えるのもおすすめです。調整豆乳は飲みやすいですが砂糖を使用している分だけカロリーも高くなりますので、飲み過ぎには注意が必要。カロリーを抑えたい場合は、低脂肪乳を使うのもひとつです。

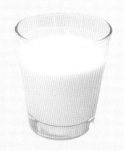

無調整豆乳
150g

たんぱく質
5.4g

カロリー	69kcal	脂質	3 g
糖質	4.4 g	塩分	0 g

調整豆乳
150g

たんぱく質
4.8g

カロリー	96kcal	脂質	5.4 g
糖質	6.8 g	塩分	0.2 g

そのほか／乳・乳製品

クリームチーズ
15g

たんぱく質
1.2g

カロリー	52 kcal	脂質	5 g
糖質	0.3 g	塩分	0.1 g

ゴーダチーズ
100g

たんぱく質
25.8g

カロリー	380 kcal	脂質	29 g
糖質	1.4 g	塩分	2 g

チェダーチーズ
15g

たんぱく質
3.9g

カロリー	63 kcal	脂質	5.1 g
糖質	0.2 g	塩分	0.3 g

パルメザンチーズ
6g

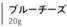

たんぱく質
2.6g

カロリー	29 kcal	脂質	1.8 g
糖質	0.1 g	塩分	0.2 g

ブルーチーズ
20g

たんぱく質
3.8g

カロリー	70 kcal	脂質	5.8 g
糖質	0.2 g	塩分	0.8 g

プロセスチーズ
25g

たんぱく質
5.7g

カロリー	85 kcal	脂質	6.5 g
糖質	0.3 g	塩分	0.7 g

マスカルポーネチーズ
100g

たんぱく質
4.4g

カロリー	293 kcal	脂質	28.2 g
糖質	4.3 g	塩分	0.1 g

モッツァレラチーズ
100g

たんぱく質
18.4g

カロリー	276 kcal	脂質	19.9 g
糖質	4.2 g	塩分	0.2 g

エダムチーズ
100g

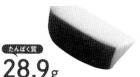

たんぱく質
28.9g

カロリー	356 kcal	脂質	25 g
糖質	1.4 g	塩分	2 g

エメンタールチーズ
100g

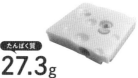

たんぱく質
27.3g

カロリー	429 kcal	脂質	33.6 g
糖質	1.6 g	塩分	1.3 g

カテージチーズ
15g

15cc（大さじ1）

たんぱく質
2g

カロリー	16 kcal	脂質	0.7 g
糖質	0.3 g	塩分	0.1 g

カマンベールチーズ
17g

たんぱく質
3.2g

カロリー	53 kcal	脂質	4.2 g
糖質	0.2 g	塩分	0.3 g

シェーブルチーズ（やぎ）
25g

たんぱく質
5.2g

カロリー	74 kcal	脂質	5.4 g
糖質	0.7 g	塩分	0.3 g

リコッタチーズ
20g

たんぱく質
1.4g

カロリー	32 kcal	脂質	2.3 g
糖質	1.3 g	塩分	0.1 g

そのほか／乳・乳製品

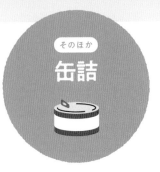

そのほか
缶詰

いわしの缶詰（しょうゆ漬け）
100g

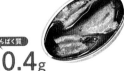

たんぱく質
20.4g

カロリー	212 kcal	脂質	11.9 g
糖質	5.7 g	塩分	1.4 g

いわしの缶詰（トマト漬け）
80g

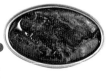

たんぱく質
14g

カロリー	138 kcal	脂質	8.6 g
糖質	1 g	塩分	0.6 g

いわしの缶詰（オイル漬け）
110g

たんぱく質
22.3g

カロリー	395 kcal	脂質	33.8 g
糖質	0.3 g	塩分	0.9 g

いわしの缶詰（かば焼き）
100g

たんぱく質
16.2g

カロリー	242 kcal	脂質	15.6 g
糖質	9.3 g	塩分	1.5 g

アンチョビ
30g

たんぱく質
7.3g

カロリー	47 kcal	脂質	2 g
糖質	0 g	塩分	3.9 g

かつおの缶詰（しょうゆ漬け）
145g

たんぱく質
26.7g

カロリー	204 kcal	脂質	3.9 g
糖質	15.5 g	塩分	2.5 g

まぐろの缶詰（水煮・ライト）
80g

たんぱく質
12.8g

カロリー	57 kcal	脂質	0.6 g
糖質	0.2 g	塩分	0.4 g

まぐろの缶詰（しょうゆ漬け）
145g

たんぱく質
27.6g

カロリー	197kcal	脂質	3.3 g
糖質	14.4 g	塩分	2.8 g

まぐろの缶詰（オイル漬け・ライト）
85g

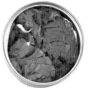

たんぱく質
15g

カロリー	227kcal	脂質	18.4 g
糖質	0.1 g	塩分	0.8 g

まぐろの缶詰（オイル漬け・ホワイトミート）
80g

たんぱく質
15g

カロリー	230kcal	脂質	18.9 g
糖質	0.1 g	塩分	0.7 g

さけの缶詰
65g

たんぱく質
13.8g

カロリー	111kcal	脂質	5.5 g
糖質	0.1 g	塩分	0.4 g

さばの缶詰（水煮）
160g

たんぱく質
33.4g

カロリー	304kcal	脂質	17.1 g
糖質	0.3 g	塩分	1.4 g

さばの缶詰（みそ煮）
190g

たんぱく質
31g

カロリー	412kcal	脂質	26.4 g
糖質	12.5 g	塩分	2.1 g

さんまの缶詰（しょうゆ漬け）
160g

たんぱく質
30.2g

カロリー	429kcal	脂質	30.2 g
糖質	9 g	塩分	2.2 g

さんまの缶詰（かば焼き）
100g

たんぱく質
17.4g

カロリー	225kcal	脂質	13 g
糖質	9.7 g	塩分	1.5 g

そのほか／缶詰

ほたての貝柱の缶詰（水煮）
40g

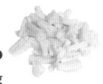

たんぱく質
7.8g

カロリー	38kcal	脂質	0.2 g
糖質	0.6 g	塩分	0.4 g

あさりの缶詰（水煮）
100g

たんぱく質
20.3g

カロリー	114kcal	脂質	2.2 g
糖質	1.9 g	塩分	1 g

あわびの缶詰（水煮）
30g

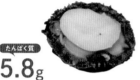

たんぱく質
5.8g

カロリー	27kcal	脂質	0.1 g
糖質	0.3 g	塩分	0.4 g

ずわいがにの缶詰（水煮）
55g

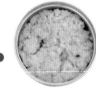

たんぱく質
9g

カロリー	40kcal	脂質	0.2 g
糖質	0.1 g	塩分	0.9 g

いかの缶詰
150g

たんぱく質
32.1g

カロリー	200kcal	脂質	2.7 g
糖質	11.6 g	塩分	2.7 g

焼き鳥の缶詰
85g

たんぱく質
15.6g

カロリー	150kcal	脂質	6.6 g
糖質	7 g	塩分	1.9 g

アスパラガスの缶詰（水煮）
20g

たんぱく質
0.5g

カロリー	4kcal	脂質	0 g
糖質	0.6 g	塩分	0.2 g

グリンピースの缶詰（水煮）
12g

たんぱく質
0.4g

カロリー	12kcal	脂質	0 g
糖質	1.6 g	塩分	0.1 g

なめこの缶詰（水煮）
| 40g

たんぱく質
0.4g

カロリー	4 kcal	脂質	0 g
糖質	0.3 g	塩分	0 g

マッシュルームの缶詰（水煮）
| 4.5g

たんぱく質
0.2g

カロリー	1 kcal	脂質	0 g
糖質	0 g	塩分	0 g

＼ ストックしておきたい缶詰はダイエットの心強い味方 ／

たんぱく質が足りないと思った時に便利なのが缶詰。そのまま主食として食べたり、副菜に手軽にちょい足ししたりできるので、備蓄しておくと重宝します。特に魚介系の缶詰は優秀なものが多く、豊富なたんぱく質に加え、骨ごと食べられるのでカルシウムも一緒に摂取することが可能。魚以外にも焼き鳥の缶詰は、高たんぱくでプラス一品にぴったりです。

おすすめPICK UP 3

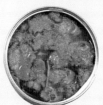

さばの缶詰（水煮）

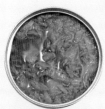

まぐろの缶詰（オイル漬け・ライト）

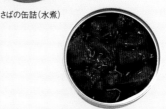

焼き鳥の缶詰

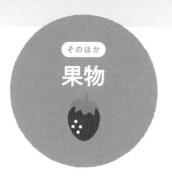

そのほか

果物

いちご
19.6g

たんぱく質
0.2g

カロリー	7 kcal	脂質	0 g
糖質	1.4 g	塩分	0 g

いちじく
85g

たんぱく質
0.5g

カロリー	46 kcal	脂質	0.1 g
糖質	10.6 g	塩分	0 g

みかん
80g

たんぱく質
0.6g

カロリー	37 kcal	脂質	0.1 g
糖質	8.8 g	塩分	0 g

オレンジ
175.5g

たんぱく質
1.6g

カロリー	81 kcal	脂質	0.2 g
糖質	18.9 g	塩分	0 g

グレープフルーツ
150g

たんぱく質
1.4g

カロリー	57 kcal	脂質	0.1 g
糖質	13.5 g	塩分	0 g

柿
182g

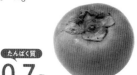

たんぱく質
0.7g

カロリー	109 kcal	脂質	0.4 g
糖質	26 g	塩分	0 g

キウイフルーツ
42.5g

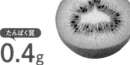

たんぱく質
0.4g

カロリー	23 kcal	脂質	0 g
糖質	4.6 g	塩分	0 g

さくらんぼ
24.3g

たんぱく質
0.2g

カロリー	15kcal	脂質	0 g
糖質	3.4 g	塩分	0 g

梨
297.5g

たんぱく質
0.9g

カロリー	128kcal	脂質	0.3 g
糖質	30.9 g	塩分	0 g

バナナ
90g

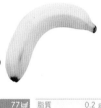

たんぱく質
1g

カロリー	77kcal	脂質	0.2 g
糖質	19.3 g	塩分	0 g

びわ
35g

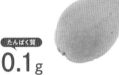

たんぱく質
0.1g

カロリー	14kcal	脂質	0 g
糖質	3.1 g	塩分	0 g

ブルーベリー
10g

たんぱく質
0.1g

カロリー	5kcal	脂質	0 g
糖質	1 g	塩分	0 g

メロン
130g

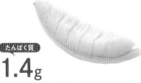

たんぱく質
1.4g

カロリー	55kcal	脂質	0.1 g
糖質	12.7 g	塩分	0 g

レモン
116.4g

たんぱく質
1g

カロリー	63kcal	脂質	0.8 g
糖質	8.8 g	塩分	0 g

りんご
248.4g

たんぱく質
0.5g

カロリー	152kcal	脂質	0.7 g
糖質	35.5 g	塩分	0 g

そのほか／果物

白桃
195g

たんばく質
1.2g

カロリー	78 kcal	脂質	0.2 g
糖質	17.4 g	塩分	0 g

ぶどう（デラウエア）
30g

たんばく質
0.1g

カロリー	18 kcal	脂質	0 g
糖質	4.6 g	塩分	0 g

パイナップル
30g

たんばく質
0.2g

カロリー	16 kcal	脂質	0 g
糖質	3.7 g	塩分	0 g

スイカ
132g

たんばく質
0.8g

カロリー	49 kcal	脂質	0.1 g
糖質	12.1 g	塩分	0 g

マンゴー
162.5g

たんばく質
1g

カロリー	104 kcal	脂質	0.2 g
糖質	25.4 g	塩分	0 g

アボカド
70g

たんばく質
1.8g

カロリー	131 kcal	脂質	13.1 g
糖質	0.6 g	塩分	0 g

そのほか

おやつ・おつまみ

グリンピースフライ
10g

たんぱく質

2.1g

| カロリー | 42 kcal | 脂質 | 1.2 g |
| 糖質 | 3.9 g | 塩分 | 0.1 g |

そら豆フライ
5g

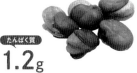

たんぱく質

1.2g

| カロリー | 24 kcal | 脂質 | 1 g |
| 糖質 | 1.6 g | 塩分 | 0.1 g |

ひよこ豆フライ
5g

たんぱく質

0.9g

| カロリー | 21 kcal | 脂質 | 0.5 g |
| 糖質 | 2 g | 塩分 | 0.1 g |

アーモンド
10g

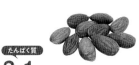

たんぱく質

2.1g

| カロリー | 61 kcal | 脂質 | 5.6 g |
| 糖質 | 0.8 g | 塩分 | 0 g |

カシューナッツ
10g

たんぱく質

2g

| カロリー | 58 kcal | 脂質 | 4.8 g |
| 糖質 | 2 g | 塩分 | 0.1 g |

ローストくるみ
10g

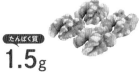

たんぱく質

1.5g

| カロリー | 67 kcal | 脂質 | 6.9 g |
| 糖質 | 0.4 g | 塩分 | 0 g |

ピスタチオ
13.8g

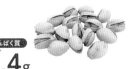

たんぱく質

2.4g

| カロリー | 85 kcal | 脂質 | 7.7 g |
| 糖質 | 1.6 g | 塩分 | 0.1 g |

そのほか／果物　おやつ・おつまみ

ヘーゼルナッツフライ
5g

たんぱく質
0.7g

カロリー	34 kcal	脂質	3.5 g
糖質	0.3 g	塩分	0 g

ペカンナッツフライ
4.2g

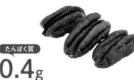

たんぱく質
0.4g

カロリー	29 kcal	脂質	3.1 g
糖質	0.3 g	塩分	0 g

ローストマカダミアナッツ
4.9g

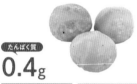

たんぱく質
0.4g

カロリー	35 kcal	脂質	3.8 g
糖質	0.3 g	塩分	0 g

ローストピーナッツ
1.6g

たんぱく質
0.4g

カロリー	9 kcal	脂質	0.8 g
糖質	0.1 g	塩分	0 g

くりの甘露煮
40g

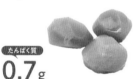

たんぱく質
0.7g

カロリー	95 kcal	脂質	0.2 g
糖質	21.6 g	塩分	0 g

甘納豆(いんげん豆)
15g

たんぱく質
0.8g

カロリー	45 kcal	脂質	0.2 g
糖質	9.3 g	塩分	0 g

干しいも
30g

たんぱく質
0.9g

カロリー	91 kcal	脂質	0.2 g
糖質	19.8 g	塩分	0 g

大学いも
さつまいも100g

たんぱく質
1.3g

カロリー	199 kcal	脂質	3.5 g
糖質	38.7 g	塩分	0 g

スイートポテト
60g

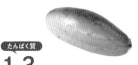

たんぱく質
1.3g

カロリー	121kcal	脂質	4 g
糖質	18.2 g	塩分	0.3 g

バウムクーヘン
90g

たんぱく質
4.8g

カロリー	316kcal	脂質	17.4 g
糖質	34.1 g	塩分	0.1 g

チーズケーキ
100g

たんぱく質
8.5g

カロリー	318kcal	脂質	21.2 g
糖質	23.1 g	塩分	0.5 g

ロールケーキ
スポンジ50g、ホイップクリーム20g

たんぱく質
4.8g

カロリー	232kcal	脂質	10.5 g
糖質	29.1 g	塩分	0.2 g

シュークリーム
100g

たんぱく質
6g

カロリー	228kcal	脂質	11.3 g
糖質	25.3 g	塩分	0.2 g

ワッフル
35g

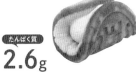

たんぱく質
2.6g

カロリー	88kcal	脂質	2.8 g
糖質	13.3 g	塩分	0.1 g

カステラ
40g

たんぱく質
2.5g

カロリー	128kcal	脂質	1.8 g
糖質	25.1 g	塩分	0 g

杏仁豆腐
200g

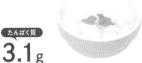

たんぱく質
3.1g

カロリー	216kcal	脂質	14.6 g
糖質	18.2 g	塩分	0.1 g

そのほか／おやつ・おつまみ

173

アイスクリーム
60g

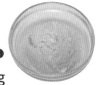

たんぱく質
2.1g

カロリー	127kcal	脂質	7.2 g
糖質	13.3 g	塩分	0.1 g

ラクトアイス
60g

たんぱく質
1.1g

カロリー	65kcal	脂質	1.2 g
糖質	12.4 g	塩分	0.1 g

するめ
15g

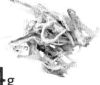

たんぱく質
10.4g

カロリー	50kcal	脂質	0.6 g
糖質	0.1 g	塩分	0.3 g

茎わかめ
15g

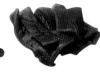

たんぱく質
0.1g

カロリー	13kcal	脂質	0 g
糖質	3 g	塩分	0.9 g

ところてん（黒蜜がけ）
ところてん100g

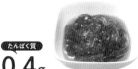

たんぱく質
0.4g

カロリー	34kcal	脂質	Tr
糖質	8.1 g	塩分	0 g

バナナチップス
10g

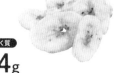

たんぱく質
0.4g

カロリー	30kcal	脂質	0 g
糖質	7.1 g	塩分	0 g

プロテインやサプリメントの
メリットとデメリット

　食事から体重×1.0（1日約50g）のたんぱく質を摂ること
が難しい場合は、プロテインの活用を考えてみるのもひとつ
です。しかし運動量が少なく、スポーツなどを定期的にして
いない人は、プロテインを摂ることでたんぱく質の摂り過ぎ
になってしまう可能性があります。脂肪になりにくいたんぱ
く質でも余分に摂取し続けると脂肪として蓄積されてしまう
こともあるので、使用には注意が必要です。

　サプリメントについては、食事制限により鉄やカルシウム
など不足する栄養素がある場合に、それを補う目的で使用す
ることが望ましいです。

　プロテインやサプリメントは便利ですが、あくまでも補助
食品。自己流ではなく専門家の指導のもとで摂取することを
おすすめします。

赤字はたんぱく質量です。たんぱく質量は食品、料理ごとの目安量から算出した数値です。
詳細は各ページでご確認ください。

か

スパゲッティ(ゆで)	12.8g	P.107
スパム	8.7g	P.52
酢豚	16.6g	P.54
スモークタン	0.9g	P.47
するめ	10.4g	P.174
するめいか	23.8g	P.63
ずわいがにの缶詰(水煮)	9g	P.166
ずわいがに(ゆで)	31.7g	P.62

せ

生乳	6.4g	P.160
赤飯	6.5g	P.86
セロリ	0.3g	P.116
センマイ(第三胃)	11.7g	P.46

そ

ぞうすい	10.5g	P.86
そうめん	8.7g	P.103
そうめん・ひやむぎ(乾)	17.1g	P.103
ソーキそば	17.6g	P.105
即席中華麺(油揚げ)	9.1g	P.104
即席中華麺(非油揚げ)	10.3g	P.104
そば(生)	12.7g	P.101
そばめし	9g	P.90
そぼろ丼	20.3g	P.88
そら豆フライ	1.2g	P.171
そら豆(未熟豆)	0.4g	P.119

た

大学いも	1.3g	P.172
大根(皮つき)	0.5g	P.118
大根サラダ	1.4g	P.126
大根といかの煮つけ	8.2g	P.126
大根めし	5.1g	P.85
大正えび	1g	P.62
大豆油	0g	P.109
大豆五目煮	7.1g	P.80

大豆(水煮)	2.6g	P.78
たいのカルパッチョ	13.1g	P.65
たいの刺身	10.2g	P.65
たいのにぎり	5.3g	P.137
炊き込みごはん	6.1g	P.84
たけのこ	4.9g	P.117
たけのこごはん	5.6g	P.84
たけのこの天ぷら	1.1g	P.152
たこの唐揚げ	22.3g	P.157
たこの刺身	13g	P.65
たこの天ぷら	12.2g	P.152
たこのにぎり	5.4g	P.137
たこめし	8.2g	P.85
たこ焼き	20.6g	P.112
だし巻きたまご	6.5g	P.76
たちうお	13.2g	P.61
伊達巻たまご	6.3g	P.76
たぬきうどん	10.9g	P.99
たぬきそば	15.3g	P.102
たまご	6.2g	P.75
たまご豆腐	7.9g	P.76
たまごとえびのマヨネーズ炒め	18.3g	P.77
たまごとニラの炒め物	5g	P.77
たまご丼	14.6g	P.88
たまごのにぎり	7.6g	P.137
玉ねぎ	1.9g	P.118
玉ねぎ串	0.3g	P.148
玉ねぎの串揚げ	0.6g	P.150
玉ねぎの天ぷら	0.4g	P.152
たらこ和風パスタ	32.9g	P.108
たらちり	16.8g	P.156
たらの一夜干し	7.1g	P.67
たらばがに(ゆで)	124.6g	P.62
担々麺	26.6g	P.105

タンドリーチキン	14.7g	P.56
タンメン	16.7g	P.105

た〜な

ひ

ピータン	8.9g	P.77
ピーナツ油	0g	P.109
ピーナツバター	3.5g	P.98
ビーフカツ	24.2g	P.47
ビーフカレー	18.5g	P.89
ビーフシチュー	13.4g	P.48
ビーフジャーキー	3.3g	P.47
ビーフン(乾)	5.3g	P.106
ピーマン	0.2g	P.116
ピーマン串	0.2g	P.149
ピーマンの肉詰め	8.9g	P.53
ピーマンの肉詰めの串揚げ	3.2g	P.150
ビーンズサラダ	5.3g	P.127
ピザ	22.6g	P.95
ピザ(魚介)	35g	P.96
ピザトースト	11.4g	P.93
ピザまん	6.8g	P.146
ピザ(野菜)	21.9g	P.96
ひじき	0.2g	P.130
ひじきの煮つけ	0.9g	P.131
ビシソワーズ	3.6g	P.133
ピスタチオ	2.4g	P.171
ビビンバ	11g	P.91
ひまわり油	0g	P.109
ヒモ(小腸)	9.9g	P.46
冷やしうどん	8g	P.100
冷やしそば	12.1g	P.102
冷やし中華	18.3g	P.105
冷汁	25g	P.91
冷奴	5.7g	P.79
ひよこ豆フライ	0.9g	P.171
ひよこ豆(ゆで)	1.1g	P.119
ひらたけ	1g	P.122

ピラフ	12.1g	P.89
ひらめ(天然)	18g	P.61
ヒラヤチー	6.3g	P.124
ヒレカツ定食	34.6g	P.141
ヒレステーキ(トマトソース)	28.3g	P.47
広島風お好み焼き	16.8g	P.112
びわ	0.1g	P.169

ふ

フィッシュバーガー	15g	P.96
ブイヤベース	20.1g	P.71
深川めし	4.9g	P.85
豚アスパラ串 塩	6.3g	P.148
豚かた	22.2g	P.49
豚かた(赤身)	12.5g	P.49
豚かたロース	18.8g	P.49
豚かたロース(赤身)	8.9g	P.50
豚キムチ	12.6g	P.52
豚そともも	27.3g	P.49
豚そともも(赤身)	25.7g	P.49
豚丼	17.3g	P.88
豚肉と白菜の煮物	7.9g	P.53
豚肉のチーズ焼き	22.3g	P.52
豚の角煮	15.2g	P.52
豚ハツ	3.2g	P.50
豚ばら	7.2g	P.48
豚ばら串 塩	5.8g	P.148
豚ひき肉	8.8g	P.50
豚ヒレ(赤身)	33.3g	P.49
豚ヒレの串揚げ	7.7g	P.149
豚もも	20.5g	P.49
豚もも(赤身)	27.6g	P.49
豚冷しゃぶの酢みそかけ	12.8g	P.53
豚レバー	4.1g	P.50
豚ロース	3.9g	P.48

監修

女子栄養大学教授　上西 一弘（うえにし かずひろ）

徳島大学医学部栄養学科卒業。徳島大学大学院栄養学研究科 修士課程修了。その後、食品関連企業に就職し入院患者向けの流動食の開発に携わる。1991年より女子栄養大学に勤務し、2006年栄養学部教授に就任。スポーツ栄養学の観点から、選手のパフォーマンスを上げ、勝てる身体づくりを科学的に研究。『新しいタンパク質の教科書 健康な心と体をつくる栄養の基本』（池田書店）などを監修。

BOOK STAFF

イラスト	nicospyder
編集	今井 綾子　矢ヶ部 鈴香（オフィスアビ）
装丁・デザイン	大下 哲郎　中多 由香　日笠 榛佳　益子 航平
	(I'll Products)
データ協力	株式会社マッシュルームソフト

たんぱく質量ハンドブック（しつりょう）

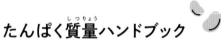

2020年8月1日　第1刷発行

監修者	上西 一弘（うえにし かずひろ）
発行者	吉田 芳史
印刷・製本所	株式会社光邦
発行所	株式会社日本文芸社
	〒135-0001
	東京都江東区毛利2-10-18 OCMビル
	TEL.　03-5638-1660［代表］
	内容に関するお問い合わせは小社ウェブサイトお問い合わせ
	フォームまでお願いいたします。
URL	https://www.nihonbungeisha.co.jp/

Ⓒ NIHONBUNGEISHA 2020

Printed in Japan　112200716-112200716Ⓝ01　（240082）

ISBN 978-4-537-21821-3

編集担当：上原